新安医学特色系列教材

U0746457

新安医学方药精选

（供中医学类、中西医结合类专业用）

主　编　方向明

副主编　王建青　纵　横

编　者　（以姓氏笔画为序）

万四妹（安徽中医药大学）

王红松（安徽中医药大学）

王建青（安徽中医药大学）

方向明（安徽中医药大学）

吕明安（安徽中医药大学）

纵　横（安徽中医药大学）

赵　黎（安徽中医药大学）

章　健（安徽中医药大学）

中国健康传媒集团

中国医药科技出版社

内 容 提 要

　　本教材是"新安医学特色系列教材"之一，根据"新安医学方药精选"课程教学大纲的基本要求和课程特点编写而成，内容主要涵盖新安医学在方剂学和药物学方面的主要贡献、代表性新安医家的学术思想及所创代表方的制方用药特点、临床应用举例、新安医家临床习惯用药特色等内容。本教材将新安医学有关科研成果转化为教学内容，理论与实践相结合、基础与临床相结合，具有主题突出、特色鲜明、言简意赅等特点。

　　本教材可供中医学、针灸推拿学、中西医临床医学等专业使用。

图书在版编目（CIP）数据

新安医学方药精选 / 方向明主编 . -- 北京：中国医药科技出版社 , 2024. 10. --（新安医学特色系列教材）. -- ISBN 978-7-5214-4891-7

Ⅰ. R289.5

中国国家版本馆 CIP 数据核字第 202496914J 号

美术编辑　陈君杞
版式设计　友全图文

出版　**中国健康传媒集团**｜中国医药科技出版社
地址　北京市海淀区文慧园北路甲 22 号
邮编　100082
电话　发行：010-62227427　邮购：010-62236938
网址　www.cmstp.com
规格　787 × 1092mm $^1/_{16}$
印张　5
字数　118 千字
版次　2024 年 10 月第 1 版
印次　2024 年 10 月第 1 次印刷
印刷　北京京华铭诚工贸有限公司
经销　全国各地新华书店
书号　ISBN 978-7-5214-4891-7
定价　**39.00 元**

获取新书信息、投稿、为图书纠错，请扫码联系我们。

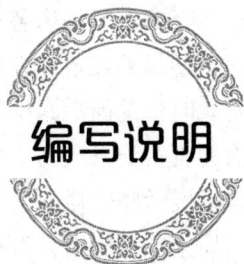

编写说明

新安医学是中国传统医学中文化底蕴深厚、流派色彩明显、学术成就突出、历史影响深远的重要研究领域，是徽学的重要组成部分。作为"程朱阙里""理学故乡""儒教圣地"的徽州是一片盛产"文明"的土地，新安医学正是这一文化土壤的不朽产物，在中国医学史上写下了灿烂的篇章，对中医学的发展作出了巨大贡献。

新安医学以历史悠久、医家众多、医著宏富而著称于世。据考证，自宋迄清，见于资料记载的新安医家达800余人，其中在医学史有影响的医家达600多人，明清两代更是新安医学鼎盛时期，故有中医人才"硅谷"之称。

医著方面，据《新安医籍考》所载新安医家共编撰中医药学术著作800余部。如南宋张杲《医说》，是我国现存最早的医史传记类著作；明代吴崑《医方考》是我国第一部注释方剂的专著；江瓘《名医类案》是我国第一部研究和总结历代医案的专著；方有执《伤寒论条辨》开错简流派之先河；清代郑梅涧《重楼玉钥》是我国第一部喉科专著。在近代中医所推崇的"全国十大医学全书"之中，出自新安医家的就有明代徐春甫《古今医统大全》、清代吴谦《医宗金鉴》和程杏轩《医述》3部。此外，明代孙一奎《赤水玄珠》、陈嘉谟《本草蒙筌》，清代汪昂《汤头歌诀》《本草备要》，程国彭《医学心悟》，吴澄《不居集》以及迁徙苏州的叶天士《临证指南医案》，都是临证习医者的必备参考书，被中医高等院校编入教材。

新安医家在医学理论、临床医学和药物学等方面皆多有建树，一些学说已成为当代中医理论的重要组成部分。如明代汪机融李东垣、朱丹溪之学而发明"营卫一气"说，提出了"调补气血，固本培元"的思想，开新安温补培元之先河，并最先提出"新感温病""阴暑"说，在外科上主张"以消为贵，以托为畏"。孙一奎临证体验到生命"活力"的重要性，用"太极"对命门学说进行阐发，创"动气命门"说，揭开了命门学说指导临床的新篇章。方有执大胆将《伤寒论》整移编次，创"错简重订"说，开《伤寒论》错简派之先河，揭开伤寒学派内部争鸣的序幕。吴澄专门研究虚损病证，创"外损致虚"说，与叶天士"养胃阴说"相得益彰；余国珮创万病之源、"燥湿为本"说，皆当时"医家病家从来未见未闻"之学术见解。郑梅涧创论治白喉"养阴清肺"说；程国彭《医学心悟》总结"八字辨证"说，创立"医门八法"说；汪昂《本草备要》《汤头歌诀》创"暑必夹湿"说，是对王纶治暑之法"宜清心利小便"的重要发挥，为叶天士以后的暑病治疗建立了基本原则。

新安医学临床各科更是名医辈出。数十家世代相传的"家族链"享誉各方，成为中医学术继承的典范。在数百种现存的临床专著中所提出的精辟见解、理论和方法，均代表了明清时代的前沿水平。新安医家的临床经验集中反映在数十部医案专著中，数百种疾病诊治的真实记录成为不可多得的珍贵财富。新安医家的学术思想通过丰富、生动的医论医话得以展示和传播。新安医家创造性地提出方剂分类理论，创制众多历验不爽的新方至今仍在临床广为应用，而对中药精辟阐发的本草著作传播极为广泛。

新安医学众多医家各抒己见，兼收并蓄，形成了众多的学派，主要有明代汪机开创的"温补培元"派，方有执为代表的《伤寒论》的"错简重订"派，清代郑梅涧为代表的"养阴清润"派，叶天士为代表的"时方轻灵"派，汪昂为代表从事医学科学普及的"医学启蒙"派，以及经典注释家中的"改革创新派"等。一些学术派别已成为当代中医各家学说的重要一支，是中医学宝库中不可分割的重要组成部分。

为了更好地传承创新发展新安医学，我们组织编写"新安医学特色系列教材"，力求做到短小精练，易教易学。"新安医学特色系列教材"涉及新安医家学术、医案、医话、医论、方药、针灸以及内、外、妇、儿、五官各科，是在原始文献基础上的一次关于新安医学学术特色和临床成就的集中总结和提炼。《新安医学导论》《徽文化概论》从总体上对新安医学及其文化基础进行介绍。《新安医学学术思想》对新安医家群体的学术思想进行提炼，理论联系实际，阐发学术特点，突出临床应用。《新安医学医案精选》纲目明细，突出新安医家的独特治验和用药风格，使新安医家临床经验更易于师法。《新安医学医论医话精选》对一些医论医话进行精选，介绍一批优秀的新安医家原创经典之论。《新安医学方药精选》介绍新安医家在方剂和药物学方面显著成就，突出介绍原创方剂。《新安医学内科精选》详细介绍了新安医家对内科疾病的病因、病机、诊断、治疗等方面的经验。《新安医学外科精选》集中展现了新安医家在外科和骨伤科领域的临床成就。《新安医学妇科精选》系统整理了新安医家的妇科临证经验。《新安医学儿科精选》对新安医家儿科成就进行了精辟的介绍；《新安医学五官科精选》介绍了新安医学五官科临床创新的独到特色。新安针灸医家的学术特点和成就在《新安医家针灸学说》中得到系统的介绍。而《新安医学概论》（上、下）则是适合于普通班教学的浓缩本。"新安医学特色系列教材"的编写，对培养真正的具有新安医学特色的高素质中医人才，将具有重大意义。

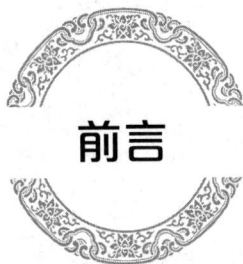

前言

《新安医学方药精选》是"新安医学特色系列教材"之一，是中医学专业的特色教材，是中医学专业教学内容、教学方法改革的重要组成部分。

本教材分三章，第一章重点介绍新安医家在方剂学和药物学方面的主要成就。第二章新安医学方剂选编，选择了14位医家创制的25首方剂。第三章新安医学药物选编，选择20味中药，包括新安道地药材、新安医家喜用药物和用之较有特色的药物。

医家按年代排序，简要介绍每位医家在方剂学方面的贡献和制方用药特点，列举出能体现其学术思想的代表方剂1~3首，每方包括来源组成、用法、功用、主治、方解，后附临床应用案例，并加以评议。每味药物介绍一般情况，包括来源、种属、产地、炮制，再介绍性味归经、功效主治和新安医家有特色的应用经验，并加以评议。

为突出制方人的学术思想和遣药组方特色，书中选用的方剂、剂量均按原书录入，近代常用量注于括号内，它是参考原方用量的比例，以近代常用量为依据权衡拟定的，并非古今用量换算，仅供临床应用参考。主治病证的表述是以原书为基础拟定的。引用的参考文献，古书录至二或三级标题，现代医著或杂志按现行杂志投稿要求注明来源，以便于读者查找原文。本教材"思考题"旁均设置参考答案，读者可通过扫描二维码阅读相关内容。

本教材主要供中医学、针灸推拿学、中西医临床医学等专业使用。在教材编写过程中，得到了有关部门及编写老师的大力支持，在此表示诚挚的谢意！受编者水平所限，教材中难免有欠妥与疏漏之处，恳请广大读者批评指正，以便再版修订提高。

编 者
2024年6月

前言

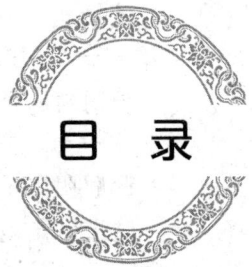

目 录

第一章　新安医学的贡献 ……………………………………… 1

　　一、新安医学对方剂学的贡献 ……………………………… 1

　　二、新安医学对药物学的贡献 ……………………………… 3

第二章　新安医学方剂选编 …………………………………… 6

　第一节　孙一奎 ……………………………………………… 6

　　壮原汤（又名壮元汤） ……………………………………… 6

　　端本丸 ………………………………………………………… 7

　第二节　徐春甫 ……………………………………………… 8

　　泰山磐石散 …………………………………………………… 9

　　芩连四物汤 …………………………………………………… 10

　第三节　方广 ………………………………………………… 11

　　通关散 ………………………………………………………… 11

　第四节　吴崑 ………………………………………………… 12

　　五磨饮子 ……………………………………………………… 12

　　六和汤 ………………………………………………………… 13

　第五节　罗美 ………………………………………………… 15

　　香砂六君子汤 ………………………………………………… 15

　第六节　吴谦 ………………………………………………… 16

　　枇杷清肺饮 …………………………………………………… 16

　　海桐皮汤 ……………………………………………………… 17

　第七节　吴澄 ………………………………………………… 18

　　升补中和汤 …………………………………………………… 19

　　葛根解托汤 …………………………………………………… 19

　　双补内托散 …………………………………………………… 20

　第八节　汪昂 ………………………………………………… 21

　　金锁固精丸 …………………………………………………… 22

　　启宫丸 ………………………………………………………… 22

　第九节　程国彭 ……………………………………………… 23

　　启膈散 ………………………………………………………… 24

消瘰丸 ·· 24

第十节 郑宏纲 ···································· 25

养阴清肺汤 ·· 26

第十一节 方肇权 ································ 27

调顺阴阳汤 ·· 28

改正六味地黄汤 ·································· 28

第十二节 许豫和 ································ 29

解肌汤 ·· 30

黄土稻花汤 ·· 30

第十三节 余国佩 ································ 31

清金解燥汤 ·· 31

安本解燥汤 ·· 32

第十四节 吴楚 ···································· 34

温肺汤 ·· 34

第三章 新安医学药物选编 ················ 36

一、人参 ·· 36

二、大黄 ·· 39

三、山茱萸 ·· 41

四、木瓜 ·· 42

五、丹皮 ·· 44

六、石斛 ·· 45

七、白术 ·· 47

八、白芍 ·· 49

九、白菊花 ·· 51

十、瓜蒌 ·· 52

十一、百草霜 ···································· 54

十二、祁蛇 ·· 56

十三、附子 ·· 58

十四、细辛 ·· 60

十五、桑叶 ·· 61

十六、黄芪 ·· 63

十七、萝卜子 ···································· 65

十八、绿萼梅 ···································· 66

十九、黑料豆 ···································· 67

二十、樗根白皮 ································ 69

参考文献 ·· 71

第一章　新安医学的贡献

☞ 导读

新安地区医家众多，撰写了大量医学著作，经考证的已有835种。其中方书和药物学的专著更为突出，仅《新安医籍考》收录的方论类著作就有363种，本草类著作53种，其他各类著作中也含有丰富的方剂和药物学内容，在这两方面均取得了令人瞩目的成就，现将其主要贡献分述如下。

一、新安医学对方剂学的贡献

1. 影响方剂学的理论

南朝宋时新安太守羊欣撰有《羊中散杂汤丸散酒方》一卷、《疗下汤丸散方》十卷、《羊中散药方》三十卷，这是有文献记载的早期新安方书专著。明清以后新安医学处于鼎盛时期，方剂专著大量刊出，还有很多书虽然不是方剂专著，但也蕴藏着丰富的方剂学内容和作者创制的有效验方，影响方剂学的理论，为临床实践和方剂学的发展提供了宝贵的资料。

清代程国彭在《医学心悟》中创立"医门八法"，使中医治法得到充实和发展，书中对"八法"作了详细的论述和分析，体现了中医"以法统方"的思想，为后世治法的研究与应用作出了巨大贡献，被后世医家所广泛采用。

方剂学发展史上的第一部方论著作出自新安医家。明代吴崑著《医方考》六卷，吴氏广搜博采，再由博返约，集历代医家之精华，精选了常用方剂780余首，按病症分为72门。每门前先叙其病因病机，再汇集同类方于后，对每一方剂的命名、组成、功效、方义、适应证、用药、加减应用、变通得失、禁忌等，详加考释与辨析，是一部理、法、方、药俱备，完整而又系统的方论专著。吴氏全面运用方论的方法分析方剂，开创了方论之先河，促进了方剂理论体系的形成。清代罗美的《古今名医方论》是继《医方考》之后又一部较著名的方论性著作。

吴谦的《医宗金鉴·删补名医方论》选择历代常用良方200首，引述历代医家对该方的方论，再加以评议，分析方剂配伍意义，不乏深刻见解之处，也是重要的方论性著作。方剂分类方法上，清代汪昂首创综合分类法，在其所著《医方集解》中，收录正方300余首（附方700余首）。在分类上既有治法，又有病因，并照顾到方治有专科，将其分为22类。这种分类法概念清楚，提纲挈领，覆盖面广，便于同临床辨证结合，较为切合实际，被后世医家所推崇。汪氏又用诗歌体裁编著《汤头歌诀》，计方歌200首，正附方共300多方，每方都有简要的解释，通俗易懂，易读易记，流传甚广，深受初学者欢迎，至今仍风行极广。明代徐春甫的《医学指南捷径六书》在前人十剂分类的基础上加调、和、解、利、寒、温、暑、火、平、夺、安、缓、淡、清十四剂，成为二十四剂，是对十剂分类法的发展。

新安医家所创方剂在历版方剂学教材中均有收录，如止嗽散、半夏白术天麻汤、五味消毒饮、龙胆泻肝汤、香砂六君子汤、清气化痰丸、贝母瓜蒌散、养阴清肺汤等二十余首名方，从地域角度来看所占比例是较大的。

2. 继承发展前人之方

新安医家勤于研读古籍，广泛继承古人的经验，非常善用前人经典方剂，同时又不墨守成规，根据病证在前人方剂的基础上灵活变通，汲其精义，重在开拓。

例如吴楚喜用甘温补中法，宗东垣多用补中益气，但又不拘于东垣，认为东垣脾胃学说尚有不足之处，即"详于治脾，略于治胃；详于升脾，略于降胃"。通过大量临床实践，提出"脾胃分治"说。为了顾护胃气主降的特性，吴氏指出用甘温补脾，若无脾阳下陷之证，则不宜用升提，以免有碍胃降。在其用补中益气法的五十八案中，仅四案用了升麻、柴胡，且剂量亦轻，充分体现了吴氏这一思想。

方肇权通过推理论证和临床实践，对前人的一些著名方剂，提出了不同见解，在《方氏脉症正宗》中列出改正汤散34首，如改正六味地黄汤、改正四物汤、改正桂枝汤、改正逍遥散等，并于每一方下明述改正的缘由，书后列有医案佐证之。

许豫和发展古方逍遥散的应用，在儿科用治痔症。还有用逍遥散加炒栀、车前治肿胀等。许氏所创名方新定黄连香薷饮是由《和剂局方》香薷散加味而来，对小儿暑伤脾胃，吐泻之后又以六君扶正为主，随证加减用药。

四物汤为补血和血之名方，新安医家根据病证在应用时多有化裁，如徐春甫《古今医统大全》中加黄芩、黄连，名芩连四物汤，治妇女血热而月经先期，经来量多，色紫黑者。吴谦《医宗金鉴·妇科心法要诀》加桃仁、红花，名桃红四物汤，治疗月经不调、痛经、经前腹痛，或经行不畅而有血块，色紫暗，或血瘀而致的月经过多，淋漓不尽等。

《医方集解》《医方考》在收集整理前人方剂时常有发挥，如龙胆泻肝汤是汪昂在《兰室秘藏》方剂的基础上加黄芩、山栀、甘草三味，使清热泻火之力更强。五磨饮子则是吴崑在《济生方》四磨汤的基础上去人参，加木香、枳实而成，使药专力猛，宜于体壮气实者的暴怒气厥。诸如此类的例子不胜枚举。

3. 创制新方，展现特色

新安医家在长期的医学实践中积累了丰富的治疗经验，提出了很多新学术、新思想，在这些学术思想的指导下创制了很多切实有用的方剂，这些方剂是新安医家临床经验的结晶，是理论与实践的结合，也是他们学术思想的最佳体现。

孙一奎以其命门、三焦理论指导临床辨证论治，注重命门、三焦元气的保护与治疗，重视三焦的温补，创制了温补下元的"壮元汤""壮元丸"等方，用于治疗气虚中满、癃闭、遗尿、痿证等疾病。

吴澄治疗虚损博采众长，且不为时医流弊所拘泥，倡"外损说""脾阴论"，补充和完善了东垣脾胃学说，与叶天士养胃阴法相得益彰，又丰富和发展了虚损病的辨治，创理脾阴法、解托法和补托法，制中和理阴汤、理脾阴正方、柴陈解托汤、葛根解托汤、益营内托散、双补内托散等22首得效方。

余国佩议病处方，善于思考，不守成规，颇多创见。最为突出之处是在辨证中始终贯穿以燥、湿二字为纲，根据以燥湿为纲的理论，余氏创制了治燥、治湿诸方，尤其是治燥方剂，立意新颖，特色明显，应用较多，如解燥汤、清金解燥汤、安本解燥汤、甘雨汤等。

程国彭师古而不泥，创制了不少新方，具有方约而效、量少而专的特点，如止嗽散、消瘰丸、启膈散、半夏白术天麻汤、贝母瓜蒌散、萆薢分清饮、生铁落饮等，其用药君臣佐使多寡得宜，看似平淡，实则有出其不意之效，至今仍为临床医家普遍使用。

郑宏纲首创白喉忌表说，其子枢扶整理《重楼玉钥》一书时，结合临床经验，详述了白喉的病因、病机、证候，且提出了具体治疗意见，当以养阴清润兼辛凉而散为主，并将所创养阴清肺汤录入书中，此方用于临床甚效。

4. 各科方剂内容丰富

新安医家所治疾病不局限于内科，也广涉妇、儿、外、眼、喉等各科，撰有各科方书，并创制了一批各科特色方剂，丰富了各科方剂的内容。

汪机《外科理例》详述了痈、疽、疮、疡等外科疾病的脉、证、治法，主张外病内治，列有处方265首，创有万金散治痈疽恶核肿痛发背，如圣丸治癞风，萆薢汤治杨梅疮，消肿托里散治疮肿发背等。《医宗金鉴》对外科疾病的论治也相当详细，载有众多外科处方，如治乳房肿块有荆防牛蒡汤，治瘰疬有消核散，治溃疡、杨梅疮、臁疮有莹珠膏。清代方家万继承先世医术，精于外科而有发挥，著有《德章祖传外科秘书》，其所拟的方剂中，有治疗的疏风追毒散，疗骨疽的秦艽羌活汤，治瘿瘤的开痰解郁汤等。江昱《跌打秘方》中有水药煎方30首，内服丹、丸、散24首，针对伤科特点尚列有外敷方19首，熏洗方2首，膏药方2首和药酒3首。

程松崖《眼科秘方》对眼科治证经验颇丰，既有内服方，还创制了眼科外用方，如龚仁膏治眼眩作痒或糜烂，同时配洗浴眼方外洗。郑氏喉科在我国喉科发展史上独树一帜，郑宏纲《重楼玉钥》为著名喉科专著，除前所提及治白喉创养阴清肺汤外，《重楼玉钥》中尚列有外治方30余首，如白喉吹药方屡用屡验，万益丹为术中流血不止之吹药等。

新安儿科专著代表作有许豫和《许氏幼科七种》，创有黄土稻花汤、解肌汤、新定黄连香薷饮等名方。程云鹏《慈幼新书》玉露饮用于产后缺乳，山豆根汤治齿痛。

妇科方剂至今在临床仍较常用的有徐春甫《古今医统大全》中所制益母八珍汤、济阴丸、泰山磐石散、芩连四物汤、穿山甲散等。清代汪喆《产科心法》从种子、胎前、临产及产后四方面论述妇女的生理特点和病理规律，并扼要记述了产科常见病的治疗方药。创有生精益肾种子的补天五子种玉丹、养血安胎的安胃定胎散等方。

二、新安医学对药物学的贡献

1. 善于利用道地药材

新安地区峰峦叠嶂，土地肥沃，气候温和，雨量充沛，自然条件适合多种药材生长，药材资源非常丰富，很多中药在历史上享有盛名。

贡菊原产于歙县金竹岭一带，传说清光绪年间，紫禁城里流传红眼病，徽州知府献上徽州菊花干，京人泡服后眼疾即愈。于是徽菊名气大振，被尊称"贡菊"，名列全国四大名菊之首。

白术是常用健脾益气药物，以祁术品质最优。《本草蒙筌》载："歙术，俗呼狗头术，产深谷，虽瘦小，得土气充盈……歙者薄片顿烘，竟干燥白甚，凡用惟白为胜，仍觅歙者尤优。"

山茱萸，俗称红枣皮，是补益肝肾的名贵药材，产于歙县金川，以颗大、肉厚、质柔软、色红润而著名。《歙县志·物产》载："山茱萸，肉颇似胡颓子，俗称枣皮，产邑六甲，运销沪、汉。"

前胡、厚朴、杜仲、祁蛇、绿梅花、独活、辛夷等也是新安地区的主要药材。新安医家充分利用这一得天独厚的资源优势，善于运用这些道地药材，且在前人运用经验的基础上又有所发展与突破。

2. 编写著作，普及本草

新安医家在长期的实践中积累了丰富的药物知识，撰写出大批本草著作。为传播普及本草学知识作出了重大贡献。其中对本草进行全面研究的首推明代陈嘉谟的《本草蒙筌》。书中载药742种，但实际上只讨论了447种，其余仅附录药名。总论部分就出产择土地、收采按时月、藏留防耗坏、贸易辨真假、咀片分根梢、制造资水火、治疗用气味、药剂辨君臣，以及四气、五味、七情、七方、十剂、五用、修合条例、服饵先后、各经主治引使、用药法象等方面作了颇有创见的阐述。各论详述了每味药物的气味、产地、采集、加工、贮藏和治疗。李时珍在《本草纲目》第一卷的开头，专门列出了自己曾经参考过的历代诸家本草，其中《本草蒙筌》赫然在目，并评价本书"颇有发明，便于初学，名曰'蒙筌'诚称其实"。

清代汪昂的《本草备要》也是一本影响较大的本草学著作，书中精选常用中药478种，分列9部，各药内容简要实用，突出药物的功效特点与主治范围，简述该药取效的原理、主治疾病的特点、临床用药的技巧和方法以及同类药物的作用比较，每药之后，还简述药物的产地、鉴别、炮制等相关内容。本书在国内外影响甚大，为现存单行本本草学著作版数最多者。书中绝大多数药仍为现今常用药，有300多味被高等中医院校《中药学》教材收载。

程履新的《山居本草》是一有特色的本草学著作，书中收录常见药物593种，附品720种，合计1313种，加身部20种，共计1333种。所列每药均记其正名、别名、鉴别、炮制、性味、功能主治、用法、宜忌、附方等。本书收集的药物均为易得易取之物，炮制及用药法亦简便易行。正如孙清在该书序言中所说："此书一成，则田间牧竖与山野耕夫皆得取眼前自有之物，以救一切危难之证。"

研究食物本草的还有元代吴瑞的《日用本草》，介绍了日常药食防治疾病的方法，并附以经验方，以供山区人民就地取材防治疾病。元代鲍山的《野菜博录》，为鲍氏筑室黄山七年，备尝野蔬诸味而编成，也是食物本草中一部有价值的书籍。

为了有利于普及中药学知识，还有一些医家编写了本草简要歌诀，如殷世春的《本草便读》、殷长裕的《本草便读补遗》、潘元森的《本草略》、汪宏的《本经歌诀》《本草附经歌括》、方玉简的《本草诗笺》等，括歌成诵，易读易记，通俗易懂，深受初学者欢迎。

3. 阐述药性灵活应用

除本草学专著以外，很多医家在所著的其他医学著作中，结合临床实践和自己多年的用药体会，对药物的性味功效等进行阐述，发表自己独特的见解。

例如儿科专家许豫和在《橡村治验》《散记续篇》中写下了用药有法，用药相机、用药须知专论，认为"药为我用则参、附可使驱邪，升、柴可使辅正；我为药用则参、芪益气，归、芍养血而已"，在长期的临床实践中积累了丰富的用药经验。

许佐廷《喉科白腐要旨·药性辨》对一些喉科用药进行了阐述，如："生地，甘寒气凉，入心肾二经，养阴清热，为喉科要药，但兼破血，不可多用。"汪必昌《聊复集·医阶辨药》对一些功用相近的药物作了辨析，如："白术，甘、苦、温；苍术，苦、辛、温而性燥。并能燥湿，强脾胃，治湿痰留饮。白术，又能振劳倦，生津液，利腰脐间血。脾损而病宜用白。苍术，又能开郁气，行敛涩，散表湿，治痰血作窠囊。湿郁而病宜用苍。"

另有方肇权《方氏脉症正宗》中"药性述要"、程文囿《医述》中"方药备考"、罗周彦《医宗粹言》中"药性论"、汪绂《医林纂要探源》等著作，均记载有作者对药性功用的阐述，这既是他们多年用药的心得，也是我们学习药物学的重要参考资料。

在药物的应用上，新安医家不拘前人之说，灵活变通且有卓效。例如清代医家吴楚偏用甘温补中法，运用温药治疗产后发热、痢疾、二便不能等证；对肺痨也不囿于养阴润肺法，创甘温治肺痨法，"于此种证，不论病起远近，但审无实邪者，即以参、芪、地、归之类补之，服后脉数必平，浮火必降，痰少嗽止，热退食进，可取效于宗朝，可收功于经月"是于养阴润肺法外对肺痨施治的又一蹊径。吴氏对附子、肉桂等温阳药的应用也独具匠心，在其所著《医验录二集》中有夏日用附子、肉桂、干姜治疗阴证伤寒的记载，打破了"夏月不可用热药"的禁忌。还有以附子配黄连治疗眩晕，肉桂为君治疗呕吐的一些生动案例。又如生地黄有清热凉血，养阴生津的功效，以内服为多，而宋代张杲《医说》中外用治疗跌打损伤、烫火伤，清代程林《圣济总录纂要》中用于狗咬伤。白芷有祛风除湿，通窍止痛，消肿排脓的功效。常用于风寒感冒，窍闭不通的多种痛证，新安医家还认识到本品可治蛇虫咬伤，在《医说》《观心书屋经验良方》《同寿录》《经验选秘》等书中均有记录；《医宗粹言》还用白芷与百草霜配伍治疗难产。

由上可见，在新安医著之中蕴藏着新安医家丰富的组方用药经验，有待发掘整理为今之所用。

思考题

1. 试述新安医家在方剂学方面的主要贡献。
2. 新安医家所著普及本草知识的主要著作有哪些？
3. 新安医家对方剂学理论的发展有何影响？
4. 试列举新安医家所创治疗外科、五官科、儿科疾病的特色方剂。
5. 陈嘉谟所著《本草蒙筌》有何特点？

参考答案

第二章　新安医学方剂选编

☞导读

新安医家在继承前人处方用药的基础上，根据自己的临床治疗经验，创制了很多新方。这些方剂是新安医家理论与实践的产物，临床经验的结晶，学术思想的体现。本章选择了14位新安医家所创代表方剂25首。学习过程中应注重以下几方面。

（1）各位新安医家在方剂学方面所作的主要贡献。

（2）新安医家的代表方剂与其学术思想的联系，及其主要学术思想。

（3）分析每首方剂的组方用药特点，了解临床应用概况。通过学习，熟悉新安医家对方剂学发展的贡献，掌握所学方剂的组成、功用、主治，学会应用这些方剂。

第一节　孙一奎

孙一奎（1522—1619年），字文垣，号东宿，别号生生子，安徽休宁县人，明代著名医家。先后著有《赤水玄珠》30卷，《医旨绪余》2卷，《孙文垣医案》5卷，后人合称为《赤水玄珠全集》。

孙一奎对理论研究十分重视，尤其对命门、三焦的论述颇有见解，强调命门为肾间动气，有名而无形。命门动气为生生不息的生命之根；三焦亦有名而无形，为原气之别使，主持相火。故其临床注重命门、三焦元气的保护与治疗，在治疗气虚中满、癃闭、遗尿、痿证等病时，十分重视三焦的温补，创制了温补下元的"壮元汤""壮元丸"等方，对后世有一定影响。孙氏虽侧重于温补，又非妄补，而是强调辨证论治，同样善于应用温补以外的方药，创有攻积杀虫的积块丸、清热燥湿的端本丸等，用药别具特色。

壮原汤（又名壮元汤）

【来源】《赤水玄珠·第五卷·胀满门》

【组成】人参、白术各二钱（20g），茯苓、破故纸各一钱（10g），桂心、大附子、干姜、砂仁各五分（5g），陈皮七分（8g）。

【用法】水煎，食远服。

【功用】温补下元，调气消肿。

【主治】下焦虚寒，中满肿胀，症见小水不利，上气喘急，阴囊两腿皆肿，或面有浮气。

【方解】孙一奎认为，三焦为元气之别使，又为相火之用，故凡命门元气不足或相火衰弱，可出现三焦元气不足之证。其病变可见上气不纳，水谷不化，清浊不分等气虚中满、肿胀、癃闭、喘急或肾泄、小便失禁。提出了"治胀满者，先宜温补下元"的治疗原则，所制壮原汤，正是温补下元的代表方。方中人参、白术甘温大补元气；附子、桂心、干姜、补骨脂（破故纸）温下焦元气；茯苓既可加强补气之功，又能利尿；砂仁、陈皮调气。全方以温补命门之火为主，佐以扶助脾胃和调气之品，命门得温补而火旺，脾胃得以益气而健运，鼓胀等症自消。

【临床应用举例】

（1）气虚中满　仲暗侄孙，赴府考试，过食牛面且劳苦，因而发疟。城中医疟半月，形神俱瘦，疟愈而腹大如箕矣……凡名家递为延至，率认疟后腹胀，其中必有疟母为祟也。诸消痞药尝之不效，又以五皮饮利之不应，将议攻下，而予适至。观其色黄口渴，小水短涩，腹胀不可言，足膝之下肿大不能行，两腿肿连阴囊，气壅不能卧，饮食绝少，脉才四至，大而不敛。予曰：此真气虚中满症也，法当温补下元而兼理脾，病犹可愈。若攻下是杀之也……顾歙友所用之剂，乃皂荚、槟榔、三棱、莪术、姜黄、葶苈子、木通、枳实、陈皮、厚朴、山栀、大黄、牵牛、黄连等皆破敌有余之品，见之且骇然……予即以人参、白术各三钱，炙甘草五分，大附子、炮干姜、桂心各一钱，破故纸二钱，桑白皮、砂仁、茯苓、泽泻各八分，水煎饮之。其夜小水稍利，喘急稍缓。连饮五日，腹稍宽，皮作皱。因食猪肚子太早，依旧作胀。前方人参、白术加至五钱，再加陈皮八分，又二十剂而腹消其大半，乃能伏枕而卧，始能移步行动。改以参苓白术散，加破故纸、肉桂，调养而安。（《孙文垣医案·新都治验二卷》）

（2）前列腺增生　男，68岁。患者确诊为2型糖尿病6年，近两年服用格列吡嗪片维持血糖在正常范围。近1年来常有小腹坠胀，尿胀伴排尿困难。20天前，因排尿困难，尿闭8小时，在附近诊所静滴消炎药及利尿药后出现遗尿，尿失禁，神疲乏力，纳差，腰膝酸软，小腹坠胀不适，时有尿液自出。B超示前列腺增生肥大。舌淡胖，无苔，中有裂纹，脉沉细滑。证属阴阳两虚，下焦元气虚寒。治宜提补中气，温固下焦元气。方用加味壮元汤：党参15g，炒白术15g，茯苓10g，补骨脂15g，肉桂6g，熟附子6g（先煎），怀牛膝15g，干姜6g，黄芪20g，升麻6g，柴胡10g，小茴香6g，陈皮10g，菟丝子30g，鹿角霜15g，益智子15g，制黄精30g，并配合针灸，15天后，精神好转，白天基本能自控尿液，但入睡后仍有遗尿。原方加减40剂，诸症消失，B超检查前列腺接近正常，随访1年未复发。［赵跃红.加味壮元汤治疗前列腺增生症62例.湖南中医杂志.2004，20（3）:54］

【评议】案（1）是孙一奎用壮元汤治疗气虚中满而致鼓胀的印证，虽未明示方名，从组成可见，正是壮原汤加桑白皮、泽泻而成。案（2）患者年近七旬，元气渐衰，肾精渐乏，由癃闭转为尿失禁，按孙氏之法，从温补下元论治，用本方加黄芪、升麻、柴胡提补上中二焦元气，牛膝、小茴香引气血归元，鹿角霜、益智子、制黄精、菟丝子补肾助阳，固精缩尿，并配合针灸，温补命门，升清降浊，使膀胱气化功能正常，故疗效确切。

端本丸

【来源】《孙文垣医案·新都治验一卷》

【组成】白螺蛳壳（火煅）四两（400g），牡蛎二两（200g），半夏、葛根、柴胡、苦参、黄柏各一两（100g）。

【用法】研末，面糊为丸，早晚白汤下三钱。

【功用】燥湿清热，收敛理气。

【主治】湿痰下流，症见白浊、遗精等。

【方解】本方所治遗精、白浊乃由痰湿积热，流于下部所致。治宜清化痰湿，收敛固涩。方中苦参、黄柏苦能燥湿，寒可清热，半夏燥湿化痰；白螺蛳壳化痰且可收敛，煅用则收敛作用更强，重用之并配伍牡蛎，以化痰收敛而止白浊下流；葛根甘辛而凉，既能清热，又可升发清阳而奏止遗之效；治痰必先理气，柴胡既可顺气，又能引诸药归肝经。诸药合用，既可固涩，又兼清燥，使痰湿积热得化，遗精白浊得止。

【临床应用举例】

（1）白浊　见所公弱冠……患白浊，精淫淫下，医治三年无效。礼予诊之。其脉两寸短弱，两关滑，两尺洪滑……予曰：公疾易愈，第待来春之仲，一剂可瘳，而今时不可。公固请曰：先生大方，而善拯人之急。以大方而治小疾，试可立效，何待来年？予曰：非秘其术不售也。《素问》有云：升降浮沉必顺之。又曰：天时不可伐。公脉为湿痰下流症也。经曰：治痰必先理气。而脉书亦谓，洪大而见于尺部，阳乘于阴也。法当从阴引阳，今冬令为闭藏之候，冬之闭藏，实为来春发生根本，天人一理。若不顾天时而强用升提之法，是逆天时而泄元气，根本既竭，来春何以发生？故《素问》曰：必先岁气，毋伐天和，待其来复。公疾本小，而历治三年不效者，良由诸医不知脉，不识病，不按时也。公闻言唯唯。乃尊君所遗之医踵接，治竟无效，至春分而逆予，以白螺蛳壳火煅四两为君，牡蛎二两为臣，半夏、葛根、柴胡、苦参各一两为佐，黄柏一两为使，面糊为丸，名曰端本丸。令早晚服之，不终剂而痊愈。（《孙文垣医案·新都治验一卷》）

（2）梦遗　尝治丁氏一友，壮年体肥而色苍，善饮酒，常兼人之食，每五日则梦遗一度，准准如此，医近一年，罔效。季冬就予治，诊左弦数，右三部皆滑数，知其酒多湿热重，况厚味生痰，但清其湿热，或可愈也。乃制一方，名曰端本丸。苦参二两，川黄柏二两，牡蛎、蛤粉、白螺蛳壳、葛根一两（解酒热而引清气上升），青蒿一两，以神曲糊为丸，梧子大。空心及食前，白汤吞下七十丸，至服第五夜，竟不遗。至十九夜又被酒过醉，其夜又遗。乃令却酒一月，未终剂而精固矣，次年生子。（《赤水玄珠·第十一卷·梦遗门》）

【评议】遗精白浊之证，医家喜用温补、滋阴、升提或渗利之法，孙一奎脉证相参，辨为痰湿积热，流于下部。故拟端本丸清化痰湿，收敛固涩。案（1）尚结合天时岁气以治之，药证相合，故得手应心而起之。案（2）梦遗，先生也从湿热、痰湿治之，因其热偏重，故所用之药较前稍有不同，去性温之半夏改用蛤粉燥痰湿，青蒿易柴胡既可顺气更能清热。从以上两例中可见孙先生能融经典于方寸，辨证精细，重视脉学，用药讲究，医功高超。

第二节　徐春甫

徐春甫（1520—1596年），字汝元，号东皋，又字思敏、思鹤，祁门东皋人。设"保元堂"业医，因其医技达到了超凡境界，被授予太医院吏目。徐春甫有《古今医统》（又称《古今医统大全》）100卷、《医学指南捷径六书》4卷、《医学未然金鉴》等，均存。徐春甫临证阅历丰富，创制了诸多功效卓著的方剂，至今仍在临床广泛应用。徐氏在制方上的主要特点有以下几个方面。

1. 重视脾肾

徐氏非常重视脾肾的作用，临证用药多顾护脾肾。如徐氏曰："人之有生，以脾胃为主。脾胃健盛，恒无病；苟有六气七情，少可侵籍，则亦不药而自愈矣。脾胃虚者，谷气少资，元气寖弱，稍有微劳，则不能胜而病矣。"如紫苏子饮治噎膈上气咳逆，方用苏子、杏仁、木香、青皮、莱菔子等下气导滞，而用人参、甘草培补中州，益气和胃。木通散治妊娠四肢浮肿，方中用木通、木香、槟榔、枳壳等行气利水，而用白术、茯苓益气健脾，化湿利水。

2. 补泻兼施

徐氏在组方用药时，往往根据病情，紧扣病机，善抓主症，兼顾兼症，用药多顾及虚实间杂，临证多补泻兼施，扶正祛邪。如穿山甲散治妇人痞块，方中用穿山甲、大黄、干漆、川芎、赤芍等攻瘀峻猛之品同时，用当归补血活血，桂心温通散寒，攻补兼施。泰山磐石散用治妇人血气两虚，屡有堕胎之患。方用人参、黄芪、当归、续断、白术、白芍、熟地黄、炙甘草等益气养血，健脾补肾，用黄芩、砂仁清热行气。诸药合用，补泻共用，温清兼施，补肾健脾，清热安胎。

3. 药味尚简

徐氏认为"药味简而取效愈速，药品多则气味不纯，鲜有效验"。组方用药多根据具体病情，用药崇尚精练，一般为7~15味，如紫苏子饮8味，槟榔散7味，穿山甲散10味，泰山磐石散12味，但在外用之剂中，用药味数则据病证适当增多。

泰山磐石散

【来源】《古今医统大全·卷八十五》

【组成】人参、黄芪、当归、续断、黄芩各一钱（9g），白术二钱（9g），川芎、白芍、熟地黄各八分（9g），砂仁、炙甘草各五分（6g），糯米一撮。

【用法】上用水一盅半，煎至七分，食远服。但觉有孕，三五日常一服，四月之后，方无虑也。

【功用】补气养血，益肾安胎。

【主治】妇人血气两虚，症见或肥而不实，或瘦而血热，或脾肝素虚，倦怠少食，屡有堕胎之患。

【方解】本方所治胎动不安，甚至滑胎、堕胎，面色淡白无华，身体倦怠无力，纳差食少，舌淡苔薄白等，俱为脾虚气馁，血海亏虚之征。治宜益气健脾，养血安胎。方中人参大补元气以固胎元，熟地黄补血滋阴以养胎元，二者配伍以复冲任气血不足之本。续断补肾安胎，黄芩清热安胎，白术补脾安胎，三药合用，补肾健脾清热而保胎元。黄芪益气升阳，与人参、白术相伍，一则补气升阳以助胎元之固，一则补后天之本而资气血生化之源；当归、白芍、川芎皆为入肝养血调血之品；砂仁行气和胃，安胎止呕，并可防诸益气养血之品滋腻碍胃。糯米补脾养胃，调药和中。诸药配伍，使气血旺盛，冲任安固，自无堕胎之患。

【临床应用举例】

滑胎 女，27岁，1996年9月就诊。患者22岁结婚，婚后半年无明显原因于妊娠后50天自然流产。之后2次受孕，虽经中西药物保胎均失败，心生恐惧一直未再孕。妇科检查排除妇科疾患。月经规律，量偏少色淡，无痛经史。查形体消瘦，精神欠佳，二便正常，舌体胖大，苔白，脉沉无力。诊断为滑胎。多次坠胎，冲任亏损，气血不足。给补气血、健脾益肾之方：黄芪30g，太子参、当归、熟地黄、川续断、枸杞子、菟丝子、川芎各15 g，砂仁、陈皮、白术各9 g。每日1剂，连服20剂后改为两日1剂，治疗近2个月怀孕。改用益气养血、固肾安胎方。嘱其注意休息，勿体力劳动，保持心情平和。连服40剂后改为隔日1剂。共服60余剂。服药期间，患者未诉特殊不适。经B超定期检查，胚胎为双胞胎，发育正常。于第二年顺产一双儿女。［吕振义.改良泰山磐石散加减治疗滑胎18例.河南中医，2005，（11）:52］

【评议】本案多次堕胎，缘自冲任亏损。《妇人规》云："妊娠之数见堕胎，必以气脉亏损而然。"冲为血海，任主胞胎，冲任亏损，则胞胎无以任养；气血虚弱，血虚无以养胎，气虚无以固胎，则胎元不固，故致滑胎。治宜补气养血，健脾益肾，益元固胎。方选固胎良方泰山磐石散化裁，则气血得养，脾肾得健，胎元得固。本方是治疗多发性滑胎的常用方剂，具有补气血，健脾胃，养肝肾，固胎元之功效，临床应用以倦怠乏力，腰酸神疲，舌淡，脉滑无力为辨证要点。现代临床又扩大其应用范围，除治疗气血虚弱，胎元失养的滑胎、流产外，以之治疗血小板减少性紫癜、腰肌劳损、慢性便秘、神经衰弱、美尼尔氏症、重度贫血等疾，亦获良效。

芩连四物汤

【来源】《古今医统大全·卷八十八·幼幼汇集上》

【组成】川芎、当归、白芍药、生地黄各五钱（9g），黄芩、黄连各二钱半（6g）。

【用法】上药研粗末，水煎，空腹时服。

【功用】养血清热。

【主治】小儿营热血燥；血虚火盛，症见喘咳声嘶；妇人血分有热，症见月经先期，经来量多，色紫黑者。

【方解】本方主治小儿营热血燥；血虚火盛，喘咳声嘶；妇人血分有热，月经先期，经来量多，色紫黑者等症，症状诸因阴血亏虚，血虚燥热，治宜养血清热。方中生地黄归经肝肾，甘寒质润，清热凉血，滋阴生津。当归归经肝心，长于补血，兼能活血，本方用之，一则可助白芍补血之力，二则可行经隧脉道之滞。白芍功擅养血敛阴，与地、归相协则本方滋阴养血之功亦著，并可缓挛急而止腹痛；川芎上行头目，下行血海，中开郁结，旁通络脉，为血中之气药，长于活血行气，与当归相伍则畅达血脉之力亦彰。方中地、芍阴柔，专于养血敛阴，故有血中血药之称；归、芎温通，补中有行，而有血中气药之誉。黄芩、黄连苦寒，清热燥湿。六药相伍，动静结合，刚柔相济，补血调血清热。

【临床应用举例】

原发性痛经 女，20岁，未婚。素食辛辣，争强好胜，性格刚烈。心烦寐差，口干喜凉饮，经期腹痛，经多质稠、灼热感、有味，脉滑数，苔薄黄。此为冲任瘀热痛经，用芩连四物汤加味，方中重用白芍、川芎，加丹皮、香附、元胡，连服3个月经周期，热去瘀除，痛经自愈。[杨景芬.重用白芍川芎治疗原发性痛经40例.内蒙古中医药，1996，（S1）：9]

【评议】芩连四物汤是新安名医徐春甫在唐代蔺道人《仙授理伤续断秘方》中四物汤的基础上创立的名方。芩连四物汤为血虚热燥证而设。血虚为本，热燥为标。本案例原发性痛经是由于患者争强好胜，性格刚烈，肝失条达，肝失疏泄，肝气郁滞，郁而化火，加之素食辛辣，热邪内蕴，血为热结，不通则痛。冲任瘀热是主要病机，治宜清热活血。宗芩连四物汤加味，重用白芍、川芎，丹皮，凉血活血化瘀，加香附、元胡理气止痛。则热去瘀除，痛经自愈。

第三节　方　广

方广，字约之，号古庵，安徽休宁人，明代著名医家。先学儒学，其后因为其母遍身发赤斑，时医误以为天疱疮，治之，遽然而卒。读书之余，取医书《丹溪心法》览之，始知病母果误于医者。悲愤之余，弃儒学医。曾旅居河南洛阳、陈留等地，以医术闻名于中原一带。尝谓"得医道之全者，丹溪一人；发丹溪之蕴者，《心法》一书"，对朱丹溪推崇备至，因见程充（字用光）校定的《丹溪心法》一书赘列附录，与朱氏本法或有矛盾，故将附录删去，作者将对朱氏方论有所发明的内容附于有关病目之后，所选诸论大多数都能与朱氏学术经验互相补充，前后历时5年，编成《丹溪心法附余》24卷一书，其方法虽本于丹溪，但亦颇多发明，互为发明，有其创见，对传播和研究丹溪之学有一定的影响。

通关散

【来源】《丹溪心法附余·卷一》

【组成】细辛（洗去土、叶）、猪牙皂角（去子）各一钱（各6g）。

【用法】上为末，每用少许（1g），搐入鼻内，候喷嚏服药。

【功用】通关开窍，豁痰醒神。

【主治】痰厥，症见突然昏倒、不省人事、牙关紧闭、面色苍白、痰涎壅盛。亦治卒中风邪，症见昏闷不醒、牙关紧闭、汤水不下。

【方解】本病是由痰浊内阻，气机突然逆乱，升降乖戾，气血运行失常所致。细辛味辛性温，芳香透达，行散走窜，有通关开窍醒神之功；皂角味辛而性窜，入鼻则嚏，入喉则吐，能祛痰开噤通窍，两者合用，可达豁痰开窍醒神之效。全方温燥辛散，适用于痰厥之寒证、实证患者。

【临床应用举例】

（1）鼻腔异物　男，2岁，因年幼无知，玩耍中误将一个花生仁塞入右鼻孔，深达3cm，哭闹不止，到五官科就诊，欲钳取有困难，后到儿科求助，即用通关散少许吹入双侧鼻孔，顷刻喷嚏频作，竟将花生仁冲出，不安霍然而解。[罗树梅.通关散儿科急症应用举隅.河南中医.1999，19（6）：54]

（2）中食　李妇，胸腹大痛，忽然昏倒，手足逆冷，口不能言，两手握固，两尺脉细。先一医断其脉绝，必死，已煎就附子理中汤之药，希图援救。适闻余至，请视。诊得两尺果无，而症与脉反，若果真脱，岂有不面青大汗之理？书云："上部有脉，下部无脉，其人当吐，不吐者死。"似此必伤食所致，以故胸中痞塞，阴阳不通，上下阻绝，理宜先开上窍，俾其中舒。因问："曾伤食否？"伊姑曰："曾到戚家贺寿，油腻、肉、面颇为大啖。"因放胆用法而不用药，令炒盐一两，热水灌服，兼用通关散吹鼻，大嚏大吐，顷刻而醒，吐出完肉数块，面、蛋带痰数碗，其病如失。（《谢映庐医案》）

【评议】通关散中以辛温走窜、刺激性较强的猪牙皂角、细辛两味药相须为用，通过搐鼻取嚏，开通肺气，通畅气机，以达到通关开窍的目的。本方是散剂，临床运用比较方便，如果能及时、对症、适量地使用，取效比较迅速，对一些危急病证可以较好地得到治疗。案（1）小儿不慎将异物阻塞鼻腔，日常生活时有所见。由于小儿不能很好地合作，特别是异物位置稍深，要顺利从鼻腔取出异物，颇有一定的困难。根据中医理论"肺开窍于鼻"，鼻腔受异物阻塞，则上窍不通，肺气不利；而通关散具有通关开窍、宣通肺气之功，用其搐鼻取嚏，开通上窍，肺气通利，气道畅通，则异物随嚏而出。这个方法简便，既安全，起效又快，值得临床推广使用。案（2）为食厥，病由食滞上脘、气机不通所致，"其高者，因而越之"，应当使用吐法，合通关散开窍通关，此为两法同用，不但使食积得出，而且使气机得畅，取效更速，有锦上添花、相得益彰之妙。

第四节 吴 崑

吴崑（1552—约1620），字山甫，号鹤皋山人，因其洞参岐黄奥旨，又号"参黄子"，明代徽州歙县澄塘人。他主张针药并用，著有《医方考》（1584年）、《脉语》（又名《脉学精华》）2卷（1584年）、《黄帝内经素问吴注》24卷（1594年）等书。

《医方考》是我国第一本方论专著，书凡6卷，列七十二门，总计载方七百八十余首。吴崑在叙述方药和阐发方理之时，既参考了经典医籍和许多医家的著作，又有自己的独立见解。同时，他还详细分析了每方的主治证候。书中每列一证，必先叙本证的病因病机，继列其现证，再论诸家治法，然后汇集名方，因证用方，发明方义，条分缕析，纲举目张，充分体现了辨证施治的原则。由于本书以病为纲，词旨明爽，详考古方之制，精究治病之理，有方有法，故对后世影响颇深。

在《医方考》中，吴崑既收录了大量前代医家的方子，自己又创制了一些新方，至今仍有重要的研究价值。选方既重治疗，又重预防；既有医治一般病证之方，尤重急救危殆之剂；在医治一般病证方面尤重伤寒、痘症、妇科疾病的治疗；同一病证治法，既有内服，又施外治；而且喜用单药为方。全书有以下特点：由博返约，精选效方；病证分类，类方比勘；注解病证，透彻明晰；阐述方义，精究奥蕴。

五磨饮子

【来源】《医方考·卷六·暴死门》

【组成】木香、沉香、槟榔、枳实、台乌药（各6g）。

【用法】五件等份，白酒磨服。

【功用】行气降逆，宽胸散结。

【主治】七情郁结，症见脘腹胀痛，或走注攻冲，以及暴怒暴死之气厥证。

【方解】怒则气上，气上则上焦气实而不行，下焦气逆而不吸，故令暴死。气上宜降之，故用味辛苦性温的沉香、槟榔降气行滞；气逆宜顺之，故用辛温的木香、乌药行气止痛；佐以枳实，破气除胀；磨以白酒，辛热温通，以助药力通达周身。诸药合用，辛温通行，共奏行气降逆、宽胸散结之功。由于方中药物都是行气破结之品，药专力猛，适宜于体壮气实、气结较甚之证。

【临床应用举例】

（1）喘证　女，42岁，1989年3月7日诊。自述半月前上夜班与人发生口角后，突然呼吸短促，气憋，胸闷胸痛，咽中如窒，急用手拍打前胸十余分钟后缓解。此后每到夜间或事不遂意则加重，伴心悸、失眠，服用氨茶碱、消心痛、利眠宁等药，取效不显。先后经市级医院X线胸透、上消化道钡透及心电图检查，均无异常发现。诊断为：神经官能症，癔病性哮喘。舌红，苔薄，脉弦。证属肝气上逆、肺气郁闭。治宜降气平喘、开郁安神，方以五磨饮子加味。处方：沉香（后下）、木香各6g，乌药、槟榔、枳实各9g，百合、合欢皮各12g，酸枣仁15g。并劝慰其畅达情志，减少思虑，配合治疗。1剂喘减，3剂喘平，余症亦随之而解。［孙知先.五磨饮子新用.新中医.1995，27（1）:54］

（2）冠心病　女，76岁，1997年6月10日初诊。患者胸闷、胸痛、憋喘反复发作20余天，于5月18日在某市医院做心电图、心脏核磁共振，诊断为冠心病。即静滴极化液合复方丹参注射液，服硝酸异山梨酯、速效救心丸等，症无明显改善。后服用柴胡疏肝散加减数剂无效，故来诊治。22天前因气郁突发胸闷窒息感，左胸疼痛憋喘不能平卧，历时约15分钟，经当地门诊急救处理缓解。之后每日发作2～3次，持续约10分钟，舌暗红，苔薄白，脉沉弦。心电图示：部分导联ST–T改变。证属肝滞气逆血瘀。治以破滞降逆、活血化瘀。处方：沉香10g（后入），木香12g，槟榔15g，乌药15g，枳实15g，香附18g，降香18g，郁金15g，1日1剂。3剂后胸闷、胸痛、喘憋明显减轻，腹气上冲症消。守方继服7剂，诸症均除。心电图示：大致正常。随访两月未复发。［王长凤，高丽萍.五磨饮子新用.山东中医杂志.2000，19（1）：51–52］

【评议】案（1）因郁怒伤肝，肝气上逆于肺，肺气不得肃降，呼多吸少，气逆而喘。此即《医学入门·喘》所说："惊扰气郁，惕惕闷闷，引息鼻张气喘，呼吸急促而无痰声者"之类。方中沉香顺气降逆以平喘，乌药行气疏肝以解郁，槟榔、枳实破气行滞以除满，木香行气止痛，百合、合欢皮、酸枣仁养血宁心以安神，同时配合语言暗示，从而收到事半功倍之效。案（2）冠心病属于中医胸痹范畴，病机多属气虚血瘀、胸阳不振之本虚标实证。本案为肝郁气滞，上逆犯胸，气阻血瘀之实证。故用五磨饮子破郁滞、降逆气，加香附、郁金、降香增强解郁降逆化瘀之力。

六和汤

【来源】《医方考·卷一·暑门》

【组成】砂仁、半夏、杏仁、人参、甘草各一两（各10g），厚朴、木瓜、藿香、白术、白扁豆、赤茯苓各二两（各15g）。

【用法】上锉，每服四钱，水一盏半，生姜三片，枣子一枚，煎至八分，去滓，不拘时服。

【功用】健脾化湿，升清降浊。

【主治】夏月饮食后，六腑不和，症见霍乱转筋，呕吐泄泻，寒热交作，倦怠嗜卧，伏暑烦闷，小便赤涩，或利，或渴，中酒，胎产。

【方解】夏季饮食不慎，致湿浊内阻，脾胃功能失调，中焦气机逆乱，而致本证。湿浊内阻，致脾胃功能损伤，故用人参、白术、茯苓、炙甘草，即四君子汤益气健脾；藿香既辛散风寒，又芳香化浊，兼升清降浊；砂仁、厚朴行气燥湿消积；肺主一身之气，故用杏仁调理肺气；半夏和胃降逆止呕；扁豆健脾化湿；木瓜化湿和胃。诸药合用，可达芳香化湿、健脾和胃、降逆止呕之功。

【临床应用举例】

（1）急性胃肠炎　男，66岁。1999年10月2日初诊。昨夜赴宴，饮食过多，归来后即觉脘痞闷胀，作哕欲吐，夜半腹痛，继而呕吐泄泻，呕出未化之食物，酸馊味浓，泄泻水样便，夜解7次，精神软弱，口渴喜饮，饮入则吐，仍脘腹满闷，嗳气，肠鸣，舌苔白腻，脉沉滑。证属饮食所伤，肠胃失和，治以和中消滞，方用六和汤加减，药用：藿香15g，厚朴10g，茯苓20g，姜半夏10g，砂仁5g，党参15g，炒白术10g，木瓜10g，扁豆10g，甘草5g，苍术10g，生姜3片，红枣3枚。2剂。复诊：日服2剂，呕吐已止，诸症减轻，泄泻仍为水样便，只量少，日解3次，今早食稀粥二小碗，精神好转，白腻苔未尽化，脉沉滑，仍从原方为治，续进2剂。三诊：呕止，大便溏薄，日解2次，脘腹已舒，时有肠鸣，饮食恢复，舌苔薄白，脉细。嘱其饮食清淡，切不可过饱，再行健脾强胃以资巩固。药用：藿香10g，党参20g，炒白术15g，茯苓15g，炙甘草3g，陈皮5g，姜半夏10g，淮山药20g，扁豆10g，木瓜10g，谷、麦芽各10g，大枣5枚。5剂而安。［朱炳林.临证治验2则.江西中医药.2002，33（1）:5］

（2）湿温　男，58岁，诊于1981年7月28日。素患太阴湿盛，近日冒暑淋雨耕作，遂身热不扬，头重如裹，周身乏力，疲于劳作，口淡乏味，舌淡，苔厚腻微黄，脉濡稍数。证属太阴内伤，湿温外受，投三仁汤。二剂后复诊，自诉证情稍微减轻。复以甘露消毒丹出入，再进二剂，效果仍不满意。传变缓慢，病势缠绵，为之奈何？投以六和汤治之。党参9g，白术6g，茯苓9g，砂仁（后下）6g，法半夏12g，杏仁9g，藿香（后下）9g，厚朴6g，扁豆15g，木瓜9g，竹叶9g，滑石12g，甘草3g。服二剂，证情大减。再进三剂，遂告痊愈。（陆坚华.湿温用六和汤一得.中国临床医生.1984，6:25）

【评议】六和汤方名的理解，以汪昂"六和者，和六气也"（《医方集解》）为佳，风寒暑湿燥火皆能干扰肠胃之功能，而非吴鹤皋"和六腑"之说，但吴氏谓"脾胃者，六腑之总司……先于脾胃而调之……则水精四布，五经并行，虽百骸九窍，皆太和矣"却恰到好处地阐明了本方能达到的境界，当取二位之长合释此方。汪昂以为此方治"夏月饮食不调，内伤生冷，外伤暑气"，这只是说夏月多见肠胃病，可以本方治之，而非局限于夏月。

案（1）患者病发于秋季，依然以此方健脾气、醒胃气、止呕泄、化湿滞而取效。案（2）结合病史、时间和症状等可以判断其为湿温，湿阻中焦，脾胃气机升降失调，故以六和汤为基础方，又加了竹叶、滑石两味药，增加了清热利湿的作用。全方作用温和，扶正祛邪并举，同时可以调理脾胃，不会耗伤正气。

第五节　罗　美

罗美，字澹生，别字东美，号东逸，清代康熙年间歙县人，侨居虞山（常熟）。撰有《古今名医荟萃》《古今名医方论》《内经博议》等。《古今名医方论》4卷，全书载方136首，每方先载方名，次主治，次药物及服法，最后选有代表性的古今名医有关此方的论述。本书详论药性、君臣佐使的配伍法度和方剂命名之义，复论方剂适应证的内外新久之殊、寒热虚实之异，更引诸方而比类之，以推本方而互通之。论一病不为一病所拘，吸一方而可得众方之用，游于方之中，超乎方之外，全以活法以示人。其精研方义，又自创新方，在方剂学发展的历史上，占有重要的地位。罗氏在方剂学方面的贡献集中体现在以下方面。

1. 善于化裁古方

罗氏对组方配伍法度有深刻的认识，释方用方游刃有余，游于方之中，超乎方之外，全以活法以示人。临床运用并化裁古方可谓得心应手，集中体现在罗氏所著的《古今名医方论》一书中。如所创的香砂六君子汤就是在六君子汤的基础上加木香、砂仁行气化痰之品化裁而成，主治痰阻气滞之证，扩大了六君子汤的应用范围。

2. 用药轻灵

罗氏深谙《黄帝内经》，著《内经博议》4卷，对五运六气、阴阳五行、脏腑经络、病因、证治等认识深刻，对医理贯穿会通，识证选方，准确有效。罗氏对名医辨证论治、用方用药特点把握准确，著《古今名医荟萃》8卷，是一部元、明、清名医医论集锦，"咀嚼近代之精华，不言轩岐而经旨悉具；《金匮要略》《千金》之方，虽篇目不列而治法无遗"临床处置，参证选方；崇尚古方，创立新方，圆机活法，善于变通；用药轻灵，避用生僻，归经中病，药精效宏。

香砂六君子汤

【来源】《古今名医方论·卷一》

【组成】人参一钱（9g）、白术二钱（9g）、茯苓二钱（9g）、甘草七分（6g）、陈皮八分（9g）、半夏一钱（9g）、砂仁八分（9g）、木香七分（9g）、生姜二钱（9g）。

【用法】水煎服。

【功用】益气健脾，行气化痰。

【主治】脾胃气虚，痰阻气滞证。症见呕吐痞闷，不思饮食，脘腹胀痛，消瘦倦怠，或气虚肿满。

【方解】本方治证以脾虚为本，痰阻气滞为标，方由四君子汤加半夏、陈皮、木香、砂仁而成。故方中用四君子汤（人参、白术、茯苓、甘草）益气补虚，健脾助运以复脾虚之本，杜生痰之源，且重用白术、茯苓，较之原方四药等量则健脾助运，燥湿化痰之力益胜。半夏辛温而燥，为化湿痰之要药，并善降逆以和胃止呕；陈皮亦辛温苦燥之品，既可调理气机以除胸脘之痞，又能和胃止呕以降胃气之逆，还能燥湿化痰以消湿聚之痰，其行气之功亦有助于化痰，所谓"气顺则痰消"是也。二药合用，燥湿化痰和胃降逆之功相得益彰，故相须以除痰阻之标。砂仁辛散温通，气味芬芳，化湿醒脾，行气温中；木香，辛行苦泄温通，芳香气烈而味厚，善通行脾胃之滞气，既为行气止痛之要药，又为健脾消食之佳品，常与砂仁配伍治疗脾胃气滞，脘腹胀痛。陈皮、木香、砂仁三药相配，行气醒脾，化痰导滞。煎煮时少加生姜，协四君可助益脾，伍夏、陈而能和胃。

【临床应用举例】

脾虚滞食　记长男光秦。离母体才数日，时怀抱呱呱，乳哺不足，于秋九月间感寒发热，咳嗽，鼻流清涕，亦夹些少滞食，肚腹颇胀。予忖思之，初用疏散微利剂不效，继用消导微利剂不效，更用表里双解微利剂亦不效，且不能走，予思之是元虚脾弱不有推送药饵，用小剂香砂六君加炒山药、炒扁豆、炒丹皮、炒白芍退热，微着早米浓煎，更冲姜汁一小匙，连进一剂，至晚遂安睡，至昧爽，周身遂得遍汗，热退身凉，至天明遂出大便锤余，腹胀亦消，粪中见有前八日所食些微菜蔬尚未消化。此服前解表、导里微剂，因元虚不能行药力，得六君助脾元而前药始行也。次日，乃除去丹皮、白芍、姜汁，日进一小剂，七日乃平复如初。（《管见医案·医案》）

【评议】 本方治证以脾虚为本，痰阻气滞为标，脾气虚弱，湿聚成痰，痰阻气滞是本方证的基本病机。李中梓说"脾为生痰之源，治痰不理脾胃，非其治也"（《医宗必读》卷9）。张介宾亦说"见痰休治痰"，"善治痰者，治其生痰之源"（《景岳全书》卷31）。故用四君子汤益气健脾化痰，半夏、陈皮燥湿化痰，木香、砂仁行气化痰。全方共奏行气化痰之功效，切中病机，药专效捷。案例系元虚脾弱，卫表不固，外感风寒，内伤食滞，用疏散微利剂、消导微利剂和表里双解微利剂由于元虚无力推动药行均无效，须健脾培元，行气导滞，化食清热，选香砂六君子汤和丹皮、白芍化裁。健脾运土，安神益胃，诸症皆除。

第六节　吴　谦

吴谦，字六吉，歙县人，清雍正、乾隆年间名医生，生卒年月不详。吴谦博学多才，精通各科，熟读各科医书，临床经验丰富。被医林誉为与喻昌、张璐并称的清初三大名医之一。1739年敕命编撰医书，吴谦为总修官。有朝廷发内库藏书，并征集民间新旧医书与经验良方，经吴谦等分门别类，去粗取精，于清乾隆七年（1742年）刊行，御赐名为《医宗金鉴》，是清代一部重要的医学丛书。全书15种，90卷，曾作为清廷太医院习医教学读本在国内广泛流传，对近代乃至现代的中医各科发展有一定影响。

全书包括中医基础理论和临床各科，卷二十六至卷三十三，为《删补名医方论》，对《医方考》《医方集解》等"各书中能透发古方之精意者，萃而集之，不当者删之，未备者补之"《删补名医方论》在中医方剂学中，具有重要的影响。吴谦在对临床各科审定、修改中，增加新方，对后世影响较大。

枇杷清肺饮

【来源】《医宗金鉴·卷六十五·鼻部》

【组成】 人参三分（2g）、枇杷叶（刷去毛，蜜炙）二钱（15g）、生甘草二钱（10g）、黄连一钱（6g）、桑白皮（鲜者佳）二钱（20g）、黄柏一钱（6g）。

【用法】水一盏半，煎七分，食远服。

【功用】清肺燥湿，化痰利气。

【主治】肺风粉刺。症见面部色红疼痛，破出白汁。

【方解】粉刺生于肌表，而肺主皮毛，故治疗常从肺入手。粉刺多因患者素体阳盛或喜食辛辣、油腻等物，致湿热或痰湿内蕴所致，所以常以清热燥湿为法。桑白皮味甘性寒，入肺经，善于清肺泻热；枇杷叶苦而微寒，入肺经，能肃降肺气、清肺化痰；黄连、黄柏苦寒沉降，长于清热燥湿、泻火解毒；然则过于寒凉又易损伤脾胃，故用少许人参益气扶正；生甘草清热解毒，调和诸药。诸药合用，能清热燥湿、化痰降气，适用于湿热夹痰之证。

【临床应用举例】

寻常型痤疮　女，25岁，2004年6月17日初诊。因皮疹反复5年、加剧2个月就诊。患者5年前面部开始发疹，时轻时重，近2个月来皮疹明显增多，局部痒痛不舒，面部易出油。平素喜食辛辣，大便秘结，经行量少，腹痛。检查：前额、面颊、下颏米粒至绿豆大小毛囊性炎性丘疹，夹杂少量脓疱，面部皮肤油腻。舌质红，苔薄，脉细。西医诊断：寻常型痤疮。中医诊断：粉刺，肺经风热证。治宜疏风清热宣肺。药用：枇杷叶、桑白皮、地骨皮、金银花各12g，黄芩9g，黄连6g，山栀9g，蒲公英、白花蛇舌草、丹参各30g，生山楂12g，香附、益母草各9g，龙葵30g，生甘草3g。嘱患者忌食牛、羊肉及辛辣酒类。服药14剂，面部皮疹几无新发，原皮疹有减轻，大便通畅，面部多油，上方去龙葵，加生侧柏叶12g。服药14剂，面部皮疹部分消退，经行腹痛有所改善，上方去香附，加野菊花12g清热解毒。服药14剂，面部皮疹全部消退，留有红色瘢痕，上方去野菊花，加白菊花12g，白鲜皮15g。服药14剂，面部皮疹色素渐退。[傅佩骏.枇杷清肺饮加减治疗痤疮疗效观察.辽宁中医杂志.2005，32（7）：679]

【评议】此患者痤疮因素体阳盛，复加饮食辛辣、肥甘厚味，郁久化生湿热而发，所以治疗以清泄肺胃湿热为主，选用枇杷清肺饮加减，方中枇杷叶、桑白皮清宣肺热，为主药；黄连、黄柏苦寒清热泻火，生甘草清热解毒并可调和诸药。现用于临床，常去人参，加清热凉血之品，配合外用药，对粉刺、酒糟鼻等疗效甚佳。

海桐皮汤

【来源】《医宗金鉴·卷八十八·头面部》

【组成】海桐皮、铁线透骨草、明净乳香、没药各二钱（各15g），当归（酒洗）一钱五分（12g），川椒三钱（20g），川芎、红花各一钱（10g），威灵仙、白芷、甘草、防风各八分（各6g）。

【用法】共为粗末，装白布袋内，扎口煎汤，熏洗患处。

【功用】活血止痛，行气消肿。

【主治】一切跌打损伤，筋骨骨错，疼痛不止。

【方解】跌打损伤常致血瘀气滞，不通则痛，故主要表现为患处疼痛。治当以活血通络、行气止痛为主法。方中海桐皮苦辛性平，入肝肾二经，祛风湿，通经络，有较好的止痛作用；乳香、没药均为外伤科要药，善于活血止痛、消肿生肌；川芎、红花、透骨草活血祛瘀、通经止痛；川椒（花椒）温中止痛；威灵仙、白芷、防风疏散风湿，通经止痛；

然过于温通行散，又能损伤正气，故用当归养血，甘草益气兼调和诸药。全方合用，能活血通经、疏风胜湿、消肿止痛。

【临床应用举例】

骨质增生症　女，60岁。1998年12月17日初诊。患者右膝关节酸楚重着、肌肤麻木不仁、关节活动不便，并有僵硬感、关节弹响、下蹲困难等已2年。自找药物治疗，或好或坏。近1个月来上述症状加重，关节肿胀，屈伸功能受限而来诊。经查：右膝关节肿胀，有轻度灼热感，按之有波动感，关节屈伸度为0°~40°，不发热。摄X光片报告：右胫骨髁间隆突骨质增生。化验室检查：RF阴性，ASO阴性，ESR正常。用海桐皮汤熏洗敷熨治疗1个疗程后，右膝关节疼痛等症状明显好转，关节活动度为0°~90°。经2个疗程治疗，功能恢复正常。[杨继源.海桐皮汤熏洗敷熨治疗骨质增生症448例.中医药学刊.2001, 19（4）：357]

【评议】 骨质增生症多由年龄增大，肝肾日渐亏虚，难以充盈筋骨，再加上长期超负荷负重，骨骼日久而形变，加之感受风、寒、湿邪，外伤后气滞血瘀而致筋不得滋润，从而出现关节疼痛、肿胀、活动障碍，甚至畸形。此类病证采用海桐皮汤加减熏洗患处，可以达到消肿止痛、活血祛瘀、舒筋通络的目的，从而减轻创伤局部的水肿及炎性反应。熏洗方法：将上药一剂放在火上煎沸30分钟，趁热将药液和药渣倒入盆内，先利用药液蒸气熏蒸患处，待药温适宜（以不烫手为度）时再将患处浸到药液中，用手或毛巾（浸透药液）擦洗患处。每日早、晚各1次，每次30分钟。但温度必须很好地掌握，以免烫伤。一般来说，能耐受的温度越高越好。但对病程较长，且长期服用药物者，由于局部皮肤的温度敏感性较差，其温度应略低于能耐受的温度。临床使用时在原方中去甘草，加桂枝、鸡血藤，可以增强散寒通络之力。

第七节　吴　澄

吴澄，字鉴泉，号师朗。歙岭南（今安徽歙县）人，约生活于清·康熙、乾隆年间。著有《不居集》50卷，《伤寒证治明条》6卷，《推拿神书》《医易会参》《师朗医案》各若干卷。吴澄致力于虚损病的研究，其《不居集》成书于乾隆己未（公元1739）年，分上下两集，上集30卷分述历代各家有关虚损的治疗经验，下集20卷着重论述其"外损"理论，是一部内容丰富、观点创新的虚损病专著。

吴澄治疗虚损博采众长，倡"外损说""脾阴论"，创理脾阴法、解托法和补托法，制中和理阴汤、理脾阴正方、资成汤、升补中和汤、柴陈解托汤、柴芩解托汤、和中解托汤、清里解托汤、葛根解托汤、益营内托散、助卫内托散、双补内托散、宁志内托散、理劳神功散等22首得效方。善用山药、扁豆、薏苡仁、太子参、石斛、玉竹、莲肉等补而不燥，滋而不腻，行而不滞的平补之品和燕窝、紫河车、猪肚、猪肾、猪肺、海参、淡火肉、鳗鱼等血肉有情之品及荷叶、荷鼻、莲子肉、莲须、藕节等芳香醒脾药。其制方严谨，燥润合宜，芳香轻灵。既补充和完善了东垣脾胃学说，又丰富和发展了虚损病的辨治，可称为清代敢于创新立说的治虚劳专家。诚如《近代中医流派经验选集》载孟河费绳甫先生所说："东垣虽重脾胃，但偏于阳，近代吴澄《不居集》补脾阴之法，实补东垣之未备。"

升补中和汤

【来源】《不居集·上集·卷之十》

【组成】人参五分（3g），谷芽、山药各一钱（6g），茯神八分（5g），甘草三分（2g），陈皮七分（5g），扁豆一钱（6g），钩藤八分（5g），荷鼻一个，老米三钱（18g），红枣二个。

【用法】水煎服。

【功用】补脾养胃，益气升清。

【主治】虚劳寒热，食少泄泻，不任升、柴者。气血弱而似疟者，加制何首乌三钱；筋骨不利者，加秦艽、续断一钱；微有火者，加玉竹八分；泄泻者，加冬瓜仁二三钱；大便下血者，加地榆八分；食少者，加莲子肉三钱；失血者，加茅根、藕节三五钱。

【方解】本方所治虚劳寒热，食少泄泻等症，由清阳不升，中气下陷所致。而"虚损之人，多为阴火所烁，津液不足"，故非升麻、柴胡所宜。本方中以人参益气，配合钩藤、荷鼻芳香升胃中之阳；谷芽、山药、扁豆、老米补脾中之阴；陈皮理气醒脾，甘草和中，红枣助脾。合而有补脾养胃，益气升清之功。

【临床应用举例】

疟　休邑申明亭谢氏婿，患疟不止，众医屡散不休，食少肌瘦，汗多咳嗽，大便不结，脉弦数无力，将成虚怯。予在椒冲迎请诊之，知其疟邪未清，与以补中益气汤加秦艽、鳖甲、制首乌、白芍、二剂疟止汗少，大便仍泻，再以升补中和汤加补骨脂、何首乌、白芍，大便泻止。后以十全大补加减为丸，遂不复发。（《不居集·下集·卷七》）

【评议】升补中和汤为吴澄理脾阴法的代表方剂。所谓升补中和，为清阳下陷者而设。盖阴亏火泛，法不宜升，而肝肾空虚，更不宜升，惟是泄泻食少之人，清阳不升则浊阴不降，于法不可以不升，而又非升麻、柴胡之辈所能升者，故以人参、钩藤、荷鼻升胃中之阳，以谷芽、山药、扁豆、老米补脾中之阴，陈皮快气，甘草和中，红枣助脾。全方以芳香、甘淡平和之品为主组成，虽非升、柴、芪、术之品，而功效实同补中益气之立法，用于临床有效。

葛根解托汤

【来源】《不居集·上集·卷之十》

【组成】干葛、柴胡、前胡各八分（5g），防风六分（4g），陈皮、半夏、泽泻各一钱（6g），生甘草三分（3g），生姜（3片），大枣（3枚）。

【用法】水煎服。

【功用】补正气，退邪热。

【主治】正气内虚，客邪外逼，有似虚劳各症。如寒气胜者，加当归七分，肉桂五分；阴气不足者，加熟地一钱；若元气大虚，正不胜邪，兼用补托之法；如头痛者，加川芎、白芷各七分；气逆多嗽者，加杏仁一钱；痞满气滞者，加白芥子五七分。

【方解】本方所治为正气内虚兼夹外感，且内伤轻而外感重者。方中葛根、柴胡疏散风热，前胡、防风助葛根、柴胡祛邪外出。陈皮理气和胃，半夏、泽泻健脾除湿，甘草健脾益气，四药合用健脾和胃，托邪外出。全方药量虽轻，但配伍巧妙，扶正不留邪，祛邪不伤正，相辅相成，相得益彰。

【临床应用举例】

（1）咳嗽失红　椒冲鲍三兄，偶冒风寒，不忌荤酒，咳嗽失红，痰涎不止，下午潮热，误服滋补。余曰：午后发热，邪陷于阴也。先用葛根解托汤，退其寒热，后以双荷散止其血，再以补真内托散调理而痊。（《不居集·下集·卷一》）

（2）潮热咳嗽　亦翁宗兄乃郎，向在汉口，感冒风邪，遂致咳嗽潮热，每早吐红一二口，诸医以滋补敛邪之剂不效。后归家饮食渐减，颜色渐悴，潮热不止，每早吐红如旧，委命待尽。亦翁忧之，微治于余。余曰：此风寒未清，误投滋补，以致此也。宜先用葛根解托汤，退其邪热，后用枇杷叶、木通、款冬花、杏仁、桑皮、紫菀、大黄、蜜丸如樱桃大，夜卧噙化，血止再用保真汤、补髓丹，调治如初。（《不居集·下集卷一》）

【评议】葛根解托汤为吴澄"解托"法代表方剂，吴氏谓"凡本体素虚，有仲景正伤寒之法而不能用者，故立解托之法。不专于解而重于托矣。盖大汗大下，邪反剧增，一解一托病势顿减。其中意义，总以培护元气为主。元气一旺，则轻轻和解，外邪必渐渐托出，不争而自退矣"虚劳兼外感且内伤轻外感重者宜之。外邪除后再以真阴真阳五脏内亏立论而辨证施治。上述两案正是吴澄应用本方的有效案例。

双补内托散

【来源】《不居集·上集·卷之十》

【组成】人参五分（3g），黄芪一钱（6g），熟地一钱（6g），当归、柴胡、干葛、白术各八分（5g），秦艽七分（5g），川芎六分（4g），甘草三分（2g），生姜（3片），大枣（3枚）。

【用法】水煎服。

【功用】益气养阴，托邪外出。

【主治】阴阳两虚，不能托邪外出者。若寒盛阴虚者，加制附子七八分；表邪盛者，加羌活、防风七八分；头痛者，加蔓荆子八分；阳气虚陷者，加升麻三五分。

【方解】本方所治为气血阴阳两虚，感受外邪，且内伤重而外感轻者。方中以人参、黄芪、白术、甘草健脾益气；熟地、当归滋阴养血；柴胡、葛根迅达肌表以祛外邪，川芎行血中之气，防补益滋腻碍邪，生姜、大枣调和营卫。合而有益气养阴，托邪外出之功。

【临床应用举例】

劳损　予治房侄感冒风邪，未经解散，明医遍治之不愈，遂变劳损。咳嗽吐红，下午潮热，痰涎壅甚，咽喉痛痒，梦遗泄泻，肌肉尽消。明家或滋或补，或寒或热，反加左胁胀痛不能侧卧，声音渐哑，饮食渐微。余归诊视，六脉弦细而数。检其所服之方，有用麻黄峻散者，有用桂附温补者，有用滋阴降火者，有用理脾保肺者，种种不效，哀哀求救。先以柴前梅连散不愈，急以蒸脐之法，温补下元，透邪外出，然后用药饵调治，再以双补内托散止汗退热，用鳗鱼霜清痰止嗽，甘露丸起其大肉，山药丸理脾，益营煎收其全功。是疾也，人皆以为必死。而余幸治偶中，此亦百中之一也。（《不居集·下集·卷一》）

【评议】双补内托散为"补托"法的代表方剂，用于气血阴阳两虚而感受外邪者。吴氏认为：若其人禀受素旺，足以拒邪，用疏散可一汗而解，不必补亦不必托。惟邪实正虚之人，专事和解，邪不听命，必兼托兼解，纵有余邪，亦无停身之处。全方补托兼顾，以益气养阴为主，补中有散，标本兼顾，使正气得复托邪外出而收功。

第八节　汪　昂

汪昂，字讱庵（1615—1694年），休宁西门人。著有《素问灵枢类纂约注》《医方集解》《本草备要》《汤头歌诀》《经络歌诀》《勿药元诠》等医书。《医方集解》（1682年）6卷，附《勿药元诠》1卷，本书集数十家之言，以详析方理，故名"集解"。书中方剂计分21门，并附"救急良方"一章。《汤头歌诀》（1694年）选常用方剂300首，编成七言歌诀200首，每首歌诀都有中医理法方药的内容，既便于吟诵，也非常适用，是一部流传较广的方剂学通俗读物。汪氏对于方剂学的主要贡献在于以下几个方面。

1. 首次采取方剂综合分类法

以法统方，以方为纲，先方后证，将历代名方、验方、效方共分补养、发表、涌吐、攻里、表里、和解、理气、理血等22类，同时将功效相近方剂备为附方等，采用以法统方的编排方式，一改既往方书方剂分类按病证列方的编写惯例，使方剂的分类更趋科学化、规范化、实用化、系统化，从而初步建立了较科学完备的方剂分类体系。

2. 编写方剂歌诀

汪氏为了便于人们更好地掌握方剂知识，知晓方剂组成，熟悉方剂功效，明确方剂主治，在浩如烟海的历代方剂中，挑选功效主治确切，简约实用的300余首方剂，按诗韵将精选的方剂编成七言韵语，形成方剂歌诀——《汤头歌诀》，以便学者习诵。实践证明，此《汤头歌诀》朗朗上口而理法方药悉备，易于记忆，为中医入门之必读，对于掌握方剂知识效果良好，为中医学教育作出了较大贡献。正如严云在《汤头歌诀》续编序中云："考《汤头歌诀》由来已久，至汪氏所编，始称善本。"

3. 药味精练

汪氏用药崇尚精练，其创立金锁固精丸、启宫丸、健脾丸、小保和丸、龙胆泻肝汤、连翘解毒散、六味香薷饮等名方，一般药味为8~15味，药味简约，概不庞杂。

4. 阴阳平调

汪昂认为，人体的脏腑经络、阴阳气血等都应处于相对平衡的状态。但人生天地之间，内外之因常可导致阴阳失调，脏腑虚实，气血不和，升降失常，从而产生各种疾病。因此，治疗应调整阴阳失调，恢复平衡协调，即《黄帝内经》所谓"谨察阴阳所在而调之，以平为期"。临证用药多阴阳平调，寒热夹杂，补泻同用，表里互解。

5. 方剂归经

汪氏在前人药物归经理论的基础上，秉承《伤寒论》六经辨证学术精髓，阐发方剂归经学说，在《医方集解》中对每个主方的解释中，标注"此某经药也"，如龙胆泻肝汤，此足厥阴少阳经药也。开创方剂归经的先河，对临床实践具有针对性的指导作用。

金锁固精丸

【来源】《医方集解·收涩之剂》

【组成】沙苑蒺藜（炒）、芡实（蒸）、莲须各二两（15g），龙骨（酥炙）、牡蛎（盐水煮一日一夜，煅粉）各一两（9g）。

【用法】莲子粉糊为丸，盐汤下。

【功用】涩精补肾。

【主治】肾虚不固之遗精。症见遗精滑泄，神疲乏力，腰痛耳鸣，舌淡苔白，脉细弱。

【方解】本方为肾虚不固之遗精证而设。方中沙苑蒺藜长于补肾固精止遗。莲子、芡实、莲须均为水生之物，甘涩质润，俱能固肾涩精，且莲子、芡实兼补脾气以充养先天，俾肾精充足；莲子、莲须又可交通心肾，养心安神，使精室不被淫欲所扰。龙骨镇惊，安神，固精；牡蛎敛阴，潜阳，涩精，二药清降镇潜，收涩止遗，兼可平肝潜阳，使相火不得妄动。诸药合用，共奏涩精补肾之功。本方的配伍特点为集诸涩精秘气之品于一方，重在固精，兼以补肾，标本兼顾，而以固涩滑脱治标为主。由于本方能固秘精关，使肾复封藏，精无外泄，犹如贵重的金锁，故名金锁固精丸。

【临床应用举例】

重症盗汗　男，30岁。1984年6月20日就诊。盗汗三载，逢夜必作，曾用当归六黄汤、知柏地黄汤、玉屏风散、黄芪煮红枣等一年余未瘥。近年来，厌恶房事，举阳不坚，伴见早泄遗精，深知羞重又羞对人言，自购补肾强身片内服鲜效，故前来求治。经四诊获悉，患者除阳事不兴，早泄遗精外，婚前即罹患头昏、腰酸、盗汗、神疲诸症。余思，壮阳补肾非一日之功，精关不固为当务之急，治当涩精止遗，补养下元，投金锁固精丸15瓶，（一月量，15粒/次，3次/日），并嘱其远房帏，求静养，常食雄猪肾，中途不可停药。药尽复诊，遗精明显减少，头昏腰酸未作，三年盗汗顽疾已去大半。继服该丸15瓶，盗汗全止。因感举阳无力，嘱其晨服金锁固精丸，暮进健身全鹿丸，又连续服药2月，诸症向安。[严忠.金锁固精丸治疗重症盗汗症.湖南中医杂志，1987，（3）：40]

【评议】金锁固精丸主治肾虚不固之遗精滑泄证，症见遗精滑泄，神疲乏力，四肢酸软，腰痛，耳鸣，舌淡苔白，脉细弱。遗精滑泄，与心、肝、脾、肾四脏密切相关，尤其和肾虚不固的关系最为密切。《素问·六节藏象论》："肾者主蛰，封藏之本，精之处也。"肾虚则封藏失职，精关不固，故遗精滑泄；肾虚精亏则气弱，故见神疲乏力，四肢酸软；腰为肾之府，肾精亏虚故有腰痛；肾虚则耳鸣。肾虚则舌淡苔白，脉细弱。根据《素问·至真要大论》"散者收之"，《素问·三部九候论》"虚则补之"，应以涩精补肾立法。本案盗汗证，多见于阴虚火旺，但也有阳气不足，而卫表不固者。肾阳者，阳气之根。今患者肾阳亏虚，用金锁固精丸可补肾固精，使精无外泄，阳气自充，故盗汗得止。方随证设，药对病投，方证相应，药到病除。

启宫丸

【来源】《医方集解·经产之剂》

【组成】川芎、白术、半夏曲、香附一两（9g），茯苓、神曲五钱（5g），橘红、甘草一钱（9g）。

【**用法**】上药研末，以粥为丸。

【**功用**】健脾化痰，通调冲任。

【**主治**】妇人体肥痰盛，子宫脂满，不能孕育者。

【**方解**】启宫丸系妇科用治肥胖而不孕的专方，功用健脾化痰，通调冲任。方中半夏曲燥湿化痰，消痞散结。白术健脾益气，燥湿利尿。川芎活血行气，祛风止痛。香附疏肝解郁，调经止痛，理气调中。四药合用，健脾燥湿，行气解郁。茯苓健脾渗湿，利水消肿。神曲，消食和胃。二药相配，共奏健脾渗湿，化积和胃。橘红理气宽中，燥湿化痰。甘草补脾益气，调和诸药。诸药配伍，健脾化痰，行气解郁，活血通滞，通调冲任。

【**临床应用举例**】

不孕症　女，29岁。1990年1月10日初诊。婚后5年未孕。体形丰满，腹壁稍肥厚，经期推后，经来量少，色黯红有块，经前乳胀，白带多。平素善太息，身困，纳食不香，喜卧，舌苔白腻，脉沉缓。妇检：宫颈轻糜，宫体稍后倾偏右，活动较差，左右穹隆有条索状物，牵引有触痛，双侧附件为扪及明显包块。证属痰阻胞脉，肝脾不和。方用启宫丸加减：半夏10g，白术15g，神曲10g，茯苓10g，陈皮10g，川芎10g，香附15g，当归10g，炒小茴香6g。服7剂后，诸症悉减，适逢经来，色红无块。仍宗前法，酌加白芍、巴戟天、鹿角霜、苍术、泽兰等。如是调理4月余而怀孕，于次年足月顺产1女婴。[彭新兰、任春荣.学习陈修园治疗不孕症举隅.陕西中医函授，1992，（6）：2-3]

【**评议**】启宫丸化裁于清肖赓六所著《女科经纶》中的方药，治疗妇人不孕属脂膜闭塞子宫，"宜先服二陈汤、四物去生地加香附"。本案例不孕症系痰阻胞脉，肝脾不和所致。清代医家陈修园认为"妇人无子，皆由经水。经水所以不调者，皆内有七情之份，外有六淫之感，或气血偏盛，阴阳相乘所致"。如果经水既调，身无他病，而不孕者，陈氏认为原因为"一则身体过于肥盛，脂满子宫而不纳精也，前人有启宫丸一方超然。一则身体过于赢瘦，子宫无血而精不聚也，景岳有毓麟珠极效"。推究立意，无非从脾肾分治，调补气血。本案属"身体过于肥盛，脂满子宫而不纳精"的不孕症，其症见经期推后，经来量少，色黯红有块，经前乳胀，白带多。平素善太息，身困，纳食不香，喜卧，舌苔白腻，脉沉缓。治宜化痰解郁，疏肝健脾。方宗启宫丸加减，则痰化郁解，脾健肝舒，诸症悉减，经来有孕。

第九节　程国彭

程国彭，字钟龄，号恒阳子，法号普明子，清康熙、雍正年间歙县郡城名医。少时体弱多病，因而酷爱医术，潜心求索。凡平日涉猎前贤著作，一旦恍然有悟，即援笔而记之，经过30年的积累，于1732年撰成《医学心悟》5卷（后补卷六为外科十法）。该书具有提纲挈领、简明扼要、切合实用等特点，文字浅显易懂，内容较为广泛。并明确指出"论治病之方，则又以汗、和、下、吐、温、清、补、消八法尽之。盖一法之中，八法备焉，八法之中，百法备焉。病变虽多，而法归于一"。程氏的治疗八法为后世治法的研究与应用作出了巨大贡献。程氏继承前人的制方经验，师古不泥，创制了不少新方，且具有方约而效、量少而专的特点，如止嗽散、消瘰丸、启膈散、半夏白术天麻汤、贝母瓜蒌散、萆薢分清饮、泽兰汤、生铁落饮等，其用药君臣佐使多寡得宜，看似平淡，实则有出其不意之效，具有重要的实用价值，至今仍为临床医家普遍运用。程氏自称"苦心揣摩所得，效者极多"，并非空谈。

启膈散

【来源】《医学心悟·卷三·噎膈》

【组成】沙参三钱（15g）、丹参三钱（15g）、茯苓一钱（10g）、川贝母去心一钱五分（10g）、郁金五分（10g）、砂仁壳四分（5g）、荷叶蒂二个（10g）、杵头糠五分（5g）。

【用法】水煎服。

【功用】理气开郁，润燥化痰。

【主治】噎膈。症见吞咽时自觉梗塞不舒，胸膈痞胀隐痛，干呕或泛吐痰涎，口干咽燥，苔白，脉细弦。

【方解】本方所治噎膈属阴虚胃燥，气郁痰结而成。方中重用沙参清胃润燥而不腻，川贝母解郁化痰而不燥，二药配合，可润燥化痰，解郁开结。郁金行气开郁，祛瘀散结；砂仁壳行气畅中，和胃止呕；茯苓渗湿化痰，健脾助运；杵头糠即米皮糠，具有开胃下气之功，是前人治疗噎膈的常用药；丹参活血消瘀，以助散结；荷叶蒂升发脾阳，健脾祛湿，诸药合用，具有理气开郁、润燥化痰之功。

【临床应用举例】

（1）噎膈　程氏钟龄《医学心悟》，篇幅虽隘，其方颇有佳者。余戚李氏妇患噎症绝粒，诸医不效，医告技穷，奄奄待毙。余检此书启膈散令煎汤服之，（北沙参三钱，丹参三钱，川贝二钱，茯苓钱半，砂仁壳五分，广郁金五分，荷蒂二个，杵头糠五分），四剂而能纳食，去郁金，加蒌皮一钱，服四剂，复加味调理痊愈。（《冷庐医话·卷二·今书》）

（2）呃逆　男，75岁。主诉咽干而塞、呃逆半月，食少困倦，烦躁，针刺未效，既往糖尿病16年，胃动力差，常服吗丁啉。查心电图（－），舌红苔薄，脉细弦。辨为气血郁滞痰结，化燥伤阴。治以活血利气，滋阴润燥。方以启膈散加减：丹参30g，沙参15g，茯苓10g，川贝10g，郁金10g，麦冬10g，半夏10g，砂仁6g，甘草6g，苏梗10g，丁香6g，柿蒂10g。水煎服，日1剂分服。3剂后呃逆减，寐差，舌脉同前。前方加生麦芽30g，夜交藤30g，继服4剂后，3天未呃逆。后又继服7剂，症状消失，随访至今未复发。[张丽芬.黄文政治疗疑难病验案8则.北京中医，2004，23（5）：269.]

【评议】《医学心悟》中说"噎膈，燥证也，宜润""凡噎膈症，不出胃脘干槁四字。槁在上脘者，水饮可行，食物难入。槁在下脘者，食虽可入，久而复出。夫胃既槁矣，而复以燥药投之，不愈益其燥乎？是以大小半夏二汤，在噎膈门为禁忌。予当用启膈散开关，更佐以四君子汤调理脾胃"根据对噎膈病机的认识，程氏在处方用药时，力主柔润而避刚燥。程国彭用启膈散治噎膈，为后世开拓了思路，现代临床常将本方用于食管癌早期、食管炎、慢性咽炎及呃逆、梅核气、胸痹等属气郁痰阻者。

消瘰丸

【来源】《医学心悟·卷四·瘰》

【组成】元参（蒸）、牡蛎（醋研）、贝母（去心，蒸）各四两（各200g）。

【用法】共为末，炼蜜为丸。每服三钱，开水送下，日二服。

【功用】清热化痰，软坚散结。

【主治】瘰疬、痰核、瘿瘤属痰火结聚者。

【方解】方中玄参苦咸性寒质润，能滋阴降火、润燥软坚，《名医别录》谓其能"散颈下核、痈肿"。牡蛎咸寒入肝经，亦能软坚散结，治瘰疬、痰核及癥瘕痞块。浙贝母清热化痰，消瘰散结，为治瘰疬痰核、痈肿疮毒常用之品。本方药精力专，标本兼顾，使热除痰消结散，则瘰疬、痰核自除。

【临床应用举例】

（1）瘰疬　袁幼。瘰疬如串珠，药后已能稳定，不再滋长，便溏已减。

左牡蛎15g、浙贝母15g、生黄芪15g、京玄参15g、昆布30g、上肉桂15g、海藻30g、小蓟15g、淮山药30g。为末，作丸如梧子大，早晚各服10粒。

二诊：瘰疬行将消退，便溏已止，深为可喜，仍当注意营养。

煅牡蛎15g、生黄芪9g、淮山药9g、夏枯草6g、昆布6g、海藻6g、炙鳖甲9g、京玄参9g、白术6g。

（朱良春.《章次公医术经验集》.长沙：湖南科学技术出版社，1999.）

（2）耳后淋巴结肿大　患儿男，7岁，右耳后肿块2周。家人述患儿于半月前感受风寒，恶寒发热，体温曾达39.2℃，伴咽喉肿痛、右耳后肿痛。经用抗生素静滴5天，体温已降至正常，咽喉痛减轻，右耳后出现一肿块，局部疼痛。口干，纳可，二便调。查体：体温36.4℃，神志清，精神可，营养发育正常。右耳后可触及一肿大淋巴结，约2cm×2cm，皮色淡红，质硬，压痛，活动度可。左耳后未见肿块。舌质红，苔薄黄，脉细数。查血常规未见异常。胸透心肺未见异常。诊断：单纯性淋巴结炎。中医诊断：颈痈初起。方选消瘰丸加味：玄参10g，牡蛎30g，浙贝母10g，夏枯草12g，当归10g，川芎10g，连翘12g，柴胡10g，甘草3g。水煎服，日1剂。服上药12剂后，耳后肿块明显缩小，约0.5cm×0.5cm，疼痛明显减轻。于原方中加入皂刺10g，继服12剂。复诊已无明显不适感，右耳后未触及肿大淋巴结。再服3剂巩固疗效。[张永，韩宁.消瘰丸临床应用举隅.山东中医杂志.1997，16（1）：21.]

【评议】程氏认为瘰疬属肝病，发病于阴虚火旺，灼津为痰，痰滞筋挛，痰火结聚而成。治当清热化痰，软坚散结。消瘰丸是在此治法指导下由玄参、牡蛎、贝母三味组成。本方临床应用较广，现代医学的很多疾病都有用之，如单纯性甲状腺肿大、淋巴结结核、单纯性淋巴结炎、乳房肿块、肝囊肿、睾丸炎、前列腺增生等。关键要抓住病机属阴虚、火旺、痰结，病位在耳后、颈旁，或肝（胆）之经络循行至胸胁、乳房、少腹等部位。早期用之，有消散之功，病久溃烂者，亦可应用。后人常在本方的基础上，据病情适当加味，上述医案中各有应用，可作为本方加减变化之参考。

第十节　郑宏纲

郑宏纲，字纪元，号梅涧，清雍正、乾隆年间歙县郑村人。郑宏纲于乾隆三十三年（1768）著《重楼玉钥》，及他的长子郑枢扶（名承瀚）于嘉庆九年（1804）所著的《重楼玉钥续编》，在中医喉科专著中颇有地位。郑氏不仅用汤、散治疗喉科疾病，而且善用针刺治疗急重喉症。大胆创用养阴清肺汤治疗白喉，矫正时医每以此当实证，非辛温发散，即苦寒降泻的错误。为治疗白喉开创了新的途径，形成养阴清润派。郑氏在方剂学方面的特点突出，主要表现在以下几个方面。

1. 寒热并用

郑氏在遣药组方时常寒热并用，主要有两种情况，一是寒热两方合用。如紫地汤用治诸喉风病，就是辛温剂紫正散和寒凉剂地黄散合用。二是寒凉与温热药合用。如回生丹中冰片、硼砂、芒硝和麝香合用，既相互制约，不致太过；又协同作用，提高疗效。

2. 小方轻药

郑氏在《重楼玉钥》中自创方17首，其中辛乌散用药12味最多，摩风膏仅1味最小，郑氏一般用药4~5味组方，不可不谓小方。不仅方小，而且量轻，以口服药为例，1味药一般不超过三钱（9g），平均3g，不可不谓轻药。这与咽喉病变主要为黏膜病变，且黏膜能吸收药物有关。

3. 膏散外用

郑氏将喉部疾患概为喉风，认为总体病机为风邪热毒，传在经络，结在三焦，气凝血滞，不得疏泄所致。治宜逐风祛痰，疏散风热于上。用方剂型多为膏散，局部外用给药，吸收迅速，得效快捷。

4. 多用生药

"生用，勿见火"是郑氏治疗喉病的一大用药特点。"如修合诸药，勿宜见火，皆生用之……水剂宜蒸不宜煎"外敷药宜生研细末，内服药宜开水浸泡。喉风诸症，多系疔毒疮疡，毒邪为患，药物生用，性刚力劲，以毒攻毒，确收良效。如辛乌散制备时，将诸药晒干，研极细末，收入瓷瓶内，临用时用冷井水调噙口内取痰。

养阴清肺汤

【**来源**】《重楼玉钥·卷上·又论喉间发白治法及所忌诸药》

【**组成**】大生地二钱，麦冬一钱二分（9g），玄参钱半（9g），贝母（去心）八分（6g），丹皮八分（6g），炒白芍八分（6g），薄荷五分（6g），生甘草五分（6g）。

【**用法**】水煎服。一般日服1剂，重症可日服2剂。

【**功用**】养阴清肺，解毒利咽。

【**主治**】白喉之阴虚燥热证。症见喉间起白如腐，不易拭去，并逐渐扩展，病变甚速，咽喉肿痛，初起或发热或不发热，鼻干唇燥，或咳或不咳，呼吸有声，似喘非喘，脉数无力或细数。

【**方解**】本方主治缘肺肾亏虚，或遇燥气流行，或多食辛热之物，感触而发之白喉。治宜养阴清肺，解毒利咽。方中大生地既可滋养阴液以扶正，又可凉血解毒以祛邪，标本兼治；玄参、麦冬和白芍三药进一步加强大生地的养阴作用，兼以清热解毒；玄参咸寒，滋阴降火，解毒利咽；因咽喉属于肺系，白喉为患终与肺相关，而生地黄、玄参滋养肾阴，故用麦冬养阴润肺；白芍敛阴和营。丹皮辛苦而凉，凉血活血消肿；贝母清热化痰；薄荷辛凉发散，清热利咽，与诸养阴药配伍，亦可防蕴滞之弊。生甘草清热解毒，调和诸药。全方滋补阴液内寓凉血解毒，则扶正与攻毒并施；并佐以清热利咽散结，则整体与局部兼顾，共奏养阴清肺，利咽解毒之效。

【临床应用举例】

咽痛 20岁，1995年8月12日初诊。患者一周前不慎受凉后出现畏寒发热，咽痛，自服速效伤风胶囊等，寒热消失，但咽痛日甚，咽喉有灼热感，干咳无痰，口干，小便黄，舌红苔少，脉细数。查：咽部黏膜充血，双侧扁桃体Ⅰ度肿大。证属阴虚火旺，治以养阴清肺，生津润燥。方用养阴清肺汤加减：麦冬15g、生地黄15g、玄参15g、石斛15g、木蝴蝶9g、射干9g、赤芍10g、牡丹皮10g、甘草6g、重楼9g、牡蛎30g（先煎）每日1剂，水煎服。服药2剂后，咽喉疼痛减轻，仍有灼热感，口干。守原方加黄芩、猫爪草各10g。每日1剂，水煎服。连服3剂，咽痛消除，诸症消失。[植剑云.养阴清肺汤治验三则.广西中医药，2000，（2）：27.]

【评议】本方是集中体现郑宏纲治疗白喉学术思想的代表方，也是展现新安医学养阴清润派学术思想的标志方。郑宏纲大胆突破前人的思想禁锢，在学术上创新立意，创制治疗白喉的新治法及有效方剂，这种创新精神难能可贵。郑枢扶曰："喉间起白如腐一症，其害甚速。经治之法，不外肺肾，总要养阴清肺，兼辛凉而散为主。"（《重楼玉钥·卷上》）明确指出白喉的病因病机与治疗法则，为养阴清肺汤的制订提供了理论依据。突破了既往治疗白喉"先表后里"的束缚，改变了鲜有疗效的状况，创新白喉治疗的新治法，为该病的治疗提供了有效方药。本案例咽痛属肺阴亏虚、阴虚火旺，选用养阴清肺汤加减治疗，且方随证投，药到病除。

第十一节　方肇权

方肇权，字秉钧，清康熙、乾隆年间新安休宁东山里人。著《方氏脉症正宗》四卷。该书在方剂学上的贡献非常突出，其特点主要有以下几方面。

1. 大胆改正前人之方

方氏通过推理论证和临床实践，对《伤寒杂病论》《千金方》《太平惠民和剂局方》中的一些著名方剂，提出了不同见解，列出改正汤散34首，如改正六味地黄汤、改正四物汤、改正麻黄汤等，并于每一方下明述改正的缘由。这种不墨守成规，大胆思维，推陈出新的创举，是方剂学发展史上罕见的实例。

2. 反对用药杂乱

方氏力主气病用气药，血病用血药，实者峻削，虚者益补，对寒热药并用，气血药杂投提出不同的看法。如凡例中说："观中古之人……有气病而用血药，有血病而用气药，或凉症中兼凉味，热症中兼热味，皆气血未明，寒热未分耳。如人身中之病，寒斯寒而热斯热，孰谓寒热相兼则水火可并合？盖水旺则火熄，火旺则水耗，岂能相兼乎？"所以在组方时，坚持寒则温之，热则清之，实则泻之，虚则补之，分阴阳，不混杂。"或有阴阳两虚者，方敢并用气血之品，不过百中之一二耳"方氏自拟方和改正各汤散大多是在这种思想指导下创立的。如自拟方理气汤集中了诸多理气药，专用于气滞证；理血汤用了诸多血药，用于瘀滞证，使功专效捷，且易于掌握。

3. 组方药味适中

前人之方，有药味极少者，如一味可治数病，方氏认为药少力薄，难以成方；有十余味、二十味者，则药性多而杂，虽效于病，不知是何药之功，倘若不中病，药性必发，使病者已伤之脏腑气血更受损。故按证立方，皆以八味成汤，名"拟类诸方"，共创内科、妇科方剂80首，如补气汤、和解汤、恶阻汤、胎动汤等。虽然一律以八味成方未免有些呆板，但对纠正药味过多或过少的弊端显然是有益的，也比较符合临床实际。

调顺阴阳汤

【来源】《方氏脉症正宗·卷一·拟类诸方》

【组成】黄芪一钱（9g）、白术一钱（9g）、香附一钱（9g）、当归一钱（9g）、川芎八分（6g）、白芍八分（6g）、山药一钱（9g）、乌药一钱（9g）。

【用法】水煎服或作丸使用。

【功用】调气血，顺阴阳。

【主治】气血阴阳不和所致视物昏花、目生翳膜及虚寒痼冷等症。

【方解】本方所治视物昏花，目生翳膜，病虽在目，实与气血两虚，阴阳不和有关，兼有舌淡苔白，脉迟无力等征象。治宜补气血，调阴阳。方中黄芪、白术、山药益气健脾，当归、白芍养阴补血，两组药相合，气血并补。又用香附疏肝理气，川芎活血行气，合而有调和气血、调和阴阳之功。乌药温肾散寒，辛温行气。全方既可温补气血，又能调顺阴阳。

【临床应用举例】

目生翳膜 一人，年及五十岁，家贫劳苦，两目昏暗，微微淡红，翳膜叠叠，神衰体倦，不能勤工，常卧于床，已数年矣。延余治之，诊得六脉俱迟，迟乃寒邪久积，气血两伤，若用燥剂以温寒，有碍于虚火上炎；若从目治，该用滋补，有碍于风寒。只可以调气血，顺阴阳之正法。病者求急，余权用改正附子理中汤一剂，不效。而目疾更甚，仍从正治，以余之调顺阴阳汤，二十剂，目疾身病两全。（《方氏脉症正宗·卷四·目》）

【评议】两目乃人身之至要，古人曰：诸脉，皆属于目，目得血而能视。眼疾虽以局部表现为主，实与全身气血盛衰，流行畅通与否密切相关。所谓有诸内，方形诸外。因而眼疾的治疗不能仅着眼于局部，需从全身进行调理，理诸内则顺外乎。案中目生翳膜，兼见神衰体倦，六脉俱迟，为气血两伤，寒邪久积之证。调顺阴阳汤中用黄芪、白术、山药益气健脾，当归、白芍、川芎养血调血，香附理气活血，乌药温经散寒。未用眼科之药，而从全身调理，气血得调，寒邪随气血流行而出，多年顽疾告愈，为眼科疾病从全身调治的范例。

改正六味地黄汤

【来源】《方氏脉症正宗·卷一·改正汤散》

【组成】熟地二钱（18g）、山萸六分（5g）、山药一钱（9g）、茯苓八分（6g）、丹皮八分（6g）、车前八分（6g）。

【用法】水煎服或作丸用。

【功用】滋阴补肾。

【主治】肾阴虚证。症见腰膝酸软，耳鸣耳聋，遗精滑泄，手足心热，舌红少苔，脉细数及肾虚泄泻。

【方解】六味地黄汤为滋阴补肾之名方。方中熟地黄滋阴补肾，填精益髓，山萸肉滋补肝肾，秘涩精气，山药补益脾阴，涩精固肾，三药相协，肾肝脾三阴并补，是为"三补"。原方除"三补"药外，又配伍了"三泻"，有泽泻泻肾浊，丹皮清肝火，山药渗利脾湿。改正六味地黄汤将泽泻改为车前以渗湿止泻，认为泽泻虽泻阴火，实泻肾之元神，车前走溺窍，闭精窍。虽与原方之一药之别，作用则有异。

【临床应用举例】

（1）泄泻　一人，年四十岁，自秋得泄泻至冬深未止，日夜登肆，起止数十次，神衰食减，形弱步艰，肢软不能佣工。医者十辈，皆以理脾消导，服之无效。遇余诊之。六脉数而洪大。思之久泻肾伤，关门不利，肾之过也。余用六味地黄汤去泽泻，加车前、肉蔻、诃子、五味子，少加附子三分，四剂而效，十剂而全。接修料丸，体健如常。（《方氏脉症正宗·卷二·泄泻》）

（2）发热　一人，年四十岁，家道贫乏，勤工辛苦。一日病出烧热不休，犹然勤工。延医调治，先以疏散，致病沉重。改用下药，致脏头下出寸余，不能收上，命亡旦夕。遍觅余踪，余他往而归，往治之。脉得数而无力。此劳伤之病也。急以六味地黄汤除泽泻加车前、赤芍，一剂热退。第二剂加黄芪三钱，升麻、柴胡各三分，将脏头收上。越数日又烧热。又延余。余脉得迟而稍有力。余曰："此是一朝风寒，用葱姜汤服拭自效。"传以调养而全。（《方氏脉症正宗·卷二·火》）

【评议】六味地黄汤为历代医家所习用。方氏对临床滥用此方提出不同看法，认为本方虽为滋补肾阴之良方，但不是百病皆治，若用之不当，不仅无益反而有害。对六味地黄汤中所用泽泻方氏提出了改正意见，"唯泽泻一味不当用于肾虚水弱汤中。察泽泻之胜，虽泻阴火，实泻肾之元神，如肾虚水弱之火岂堪泻乎？设遇阳虚体弱，中气下陷者，服之则气益陷而肾水受泻，以一药而二者受害，必致精滑不可胜言矣。处方者当未及深思耶？或是体健相火炎者，爱以六味滋养其身，于中泽泻只可须微用之耳。理宜去泽泻易车前，车前之性走溺窍，闭精窍，是易为当也"上述二案例均以改正后的六味地黄汤为基础，根据病证适当加味，如案（1）泄泻，因久泻肾虚，故在改正六味地黄汤补肾的基础上，加肉蔻、诃子、五味子固涩止泻，用少量附子温肾助阳。案（2）劳伤发热，以改正六味地黄汤加赤芍补肾退热，热退后仿补中益气汤法加黄芪、升麻、柴胡治脱肛。

第十二节　许豫和

许豫和，字宣治，号橡村，安徽歙县许村人，世称"橡村先生"。生于清代雍正二年（公元1724年），卒年不详。著有《许氏幼科七种》。许氏虽长于儿科，亦精通内妇，在疾病诊治中有许多卓越的见解，如认为小儿之病惟热为多，常用清凉之剂，临证又当视其在何脏腑、经络、气分、血分，患儿体质，兼夹证候等正确用之。壮热无补法，辨证明确，泻邪以存元气便是补。用药有法相机，择药细加考验，在长期的医疗实践中，积累了丰富的用药经验，并于《橡村治验》《散记续篇》中写下了用药有法，用药相机、用药须知专论，对很多药物的运用有自己的经验，如认为乌梅为解毒妙品，且可生津和胃，泻热除烦，又能平肝木，使不侵脾，安蛔虫使不妄动，更能止泄泻，一药之功而具众妙。许氏既善用前人经典之方，同时又能随时症之变，融会贯通而出之。如用逍遥散加减治小儿疳症、肿胀，妇女乳溢、乳泣、乳衄；六君为主治疗小儿慢惊风等。在前人方剂的基础上，通过融会贯通，创制出新定黄连香薷饮、五疳保童丸、解肌汤、黄土稻花汤等名方，为后世留下了丰富而珍贵的诊治经验。

解肌汤

【来源】《小儿诸热辨·新定日用诸方》

【组成】羌活（5g）、柴胡（3g）、葛根（5g）、防风（3g）、荆芥（3g），分两量儿大小。

【用法】水煎服。

【功用】疏风解表。

【主治】外感风邪。症见发热啼吵，咳嗽吐乳，或喷嚏呵欠，指冷面青；或两太阳浮掣，即时头痛；或手搦头仰，即同项强。

【方解】小儿外感风邪，治当疏风解表。解肌汤中羌活入太阳经，善祛风解表，治头痛项强；柴胡入少阳经，有疏散退热之功；葛根入阳明经，有发汗解表，解肌退热作用，又善治项背强痛。配伍荆芥、防风加强疏风解表之力。诸药合用，药性平和，疏风解表而不伤正。

【临床应用举例】

（1）惊风　张诏苍兄乳子，患惊风，面青指冷，头仰目窜，喉中有痰，医用惊药，琥珀、金器、鸭儿花等杂治不效，势已危急，予视其内有蕴热，外为寒邪所掩，热不得泄，闭而成搐。必专于解散，表气通则惊可定，非辰砂、琥珀之所能治也。用解肌汤加羌活、生姜。一剂汗出而愈。（《橡村治验·惊风发搐》）

（2）暑风　王旭林兄孙，患暑风，热甚惊搐。用解肌汤加黄连、石膏。热退搐定。但周身痿软，此热伤阴血也，服养阴之剂一月，渐能坐立。（《橡村治验·暑风发搐》）

【评议】解肌汤为许先生所创疏风发表之剂，用于外感表证。太阳证多羌活为君，少阳证多柴胡为君，阳明证多葛根为君，总以荆防为佐，以开腠理。临证常有加减，如风盛抽掣加天麻、钩藤；痰涎壅盛加橘红、半夏；鼻塞加葱白；指冷加生姜；吐乳加麦芽等。如此用药则功专走表，所谓辛甘发散为阳，汗自易出，风从汗解，热从汗退，何致缠绵之有？案（1）为典型外感而成惊风，故而一剂见效。案（2）暑风热甚，故加石膏清解暑热；暑喜伤心，又加黄连清泻心火。暑热得清，抽搐自平。

黄土稻花汤

【来源】《橡村治验·暑风发搐·附论》

【组成】黄土（纯黄无杂色者）一两（30g）、稻花勒取一合（捣熟入药）（10g）、人参五分（3g）、乌梅肉五分（3g）、广陈皮四分（3g）、半夏（姜汁拌）五分（3g）、茯苓七分（5g）、甘草二分（2g）。

【用法】新汲水搅黄土澄清煎药，汤熟入稻花再煎数沸，温服。

【功用】养胃止吐。

【主治】暑月或吐或泻，欲作慢惊。

【方解】方中黄土以纯黄色含生气者为上，有止吐止泻之功，稻花清香，能起到凝神作用，许氏认为二药为养胃之神品；配伍人参、茯苓、甘草益气健脾养胃，半夏、陈皮和胃止呕，乌梅酸涩收敛，诸药配合，养胃气，止呕吐。

【临床应用举例】

吐泻慢惊　梅翁令爱，年甫两龄，仲夏时发热吐泻。渠宅同事方心树兄知医，作暑风食滞治。热甚烦渴，吐泻益频。延予至，心兄述其病状，并用药大意。予视其儿，身热肢冷，舌绛苔黄，烦扰不定。谓心兄曰：证属暑邪扰胃，热气上冲，以故渴饮吐泻。经云：诸逆冲上，皆属于火。暴注下迫，皆属于热。但婴儿质脆，暑邪酷烈，最易激动肝风。许豫和先生论暑风惊候，由吐泻而后发搐者，谓之慢惊，治之不易。且吐甚于泻，吐多胃伤，不能宣布津液，是以诸药无验，必得生机活泼，方转灵轴，所制黄土稻花汤一方甚妙。予遇此证，每仿其法，治多应手。于是方疏黄土、稻花、沙参、茯苓、甘草、半夏、乌梅、木瓜、扁荚叶。因其热甚，再加黄连，一剂而效。夏月小儿感受暑邪，热渴吐呕，不利于香砂术曲者，服此方而晏如。（《杏轩医案》）

【评议】许豫和在《橡村治验》中论述："吐、泻二者，易成慢惊。然吐更甚于泻。止泻之法，可用温补，能受补则生。吐则胃气伤，胃气伤则不能宣布津液，是以诸药杂投，多无应验。予思养胃之法，非寒非热，必得生机活泼，方转灵轴，因制黄土稻花汤，取效甚多，时人未之识也。"程杏轩领略许氏组方之意，遇有暑邪扰胃，发热吐泻，欲作惊搐者，用本方加味治之，取效甚捷，一剂而效。

第十三节　余国佩

余国佩，字振行，号春山，清代婺源县沱川人，新安著名医学家之一。光绪八年《婺源县志·卷三十五·人物义行》载："性沉静，接人以温恭。"中年弃儒就医，悟《参同契》而得岐黄三昧，名噪一时，贫者不计酬。所著医书现存有《医理》《婺源余先生医案》《痘疹辨证》。《医理》全书字数不过二十余万字，却涉及病因病机、望闻问切、治疗大法、药物性味、专科疾病等，后人读此书能"明其理而后能知治病之法，并可悟却病之方"。《婺源余先生医案》1卷，是其临证医案的记载。《痘疹辨证》2卷，系所论痘疹诸条刊刻而成。

余国佩议病处方，善于思考，不守成规，颇多创见。最为突出之处是在辨证中始终贯穿以燥、湿二字为纲。如论外感疾病"虽有六气之名，不外燥湿二气所化""人之受病，独重燥湿二气者。如一岁中偏干偏水，禾稼必伤而成歉年。未见多寒、多暑而损岁也""燥湿二气可寒可热，医者再能因燥湿之偏分其寒热之变，任病情万状总以燥湿为把柄，治之自无贻误"。不仅外感如此，内伤亦然，"血虚生内燥，气虚生内湿"，因而在治疗上"湿病用益气，燥病用育阴"。根据燥湿为纲的理论，余氏创制了治燥、治湿诸方，尤其是治燥方剂，立意新颖，特色明显，应用较多，如解燥汤、清金解燥汤、安本解燥汤、助液汤、泽生汤、甘雨汤等。

清金解燥汤

【来源】《婺源余先生医案·霍乱转痢》

【组成】北沙参（15g）、石膏（20g）、知母（10g）、蒌皮（10g）、细辛（3g）、薤白（10g）、杏仁（10g）、桔梗（6g）、芦根（15g）（原书无剂量）。

【用法】水煎服。

【功用】清肺润燥，调顺气机。

【主治】燥邪为患，腹痛下痢，烦渴不食等症。

【方解】方中石膏辛甘而寒入肺，为清解肺经燥热神品；沙参、知母、芦根入肺胃，有清热生津，滋阴润燥之功；瓜蒌、薤白体滑解燥，又能流通气机；杏仁、桔梗宣利肺气，且润滑而不助燥；细辛虽温，与石膏相配，相反相成，辛凉清燥。全方以滑利之品为主，诸药合用，既可清肺润燥，又能疏通气机。

【临床应用举例】

霍乱转痢 程，霍乱吐泻，烦渴发热，脉数而沉。令服辟痧丸三钱，银花麦冬汤下，服后随即吐去。再令用北沙参麦冬汤，服辟痧丸三钱，遂得吐止。继之红白下痢日夜数十次，暑热化燥，仍用清金解燥汤法。

北沙参、石膏、知母、蒌皮、细辛、薤白、杏仁、桔梗、芦根。

服一剂，痛痢均减。再加麦冬、梨肉，去细辛，服一剂，痛痢遂止，食加而起于床矣。再除石膏加玉竹调理……自制清金解燥汤，纯用滑利之品，燥必涩，则治之以滑。佐味微苦以理胜微辛，取其能润。肾恶燥，急食辛以润之，即此谓也。石膏同细辛配合，辛凉清燥炒品。瓜蒌、薤白体滑解燥，而流利气机最神。杏仁、桔梗宣利气壅，且皆体润而不助燥，非槟榔、枳壳、木香、山楂破耗之劣性。沙参、知母、芦根救液清燥。一二剂后，脉症已松，则当去石膏、细辛，渐加补液育阴，如龟胶、阿胶，味咸能制炎火，补北方以润南方。玉竹、麦冬、鲜斛、梨汁、蔗浆、柿饼、白蜜，润燥滋液，同称妙剂。当归、熟地、肉苁蓉、枸杞、柏子仁温润以收肺肾，善后之奇功。胃虚加山药、扁豆、苡仁、谷芽之类，性味酸涩之品。（《婺源余先生医案·霍乱转痢》）

【评议】痢疾常从湿热论治，余国佩以燥金立论，实属别开一面。余氏认为痢疾多发于秋，人经夏月蒸炎，内液已伤，秋季燥盛，肺与大肠均属燥金，同气相求，故燥邪专走二经。燥与火同性，逼迫津液下注大肠则下痢，燥走营分多血，走气分多白，气因燥滞而胀坠难出，腹痛乃肠燥拘挛之象，噤口不食是因肺胃液亏，燥热留踞，肠胃不能受纳所致。若按常法用黄连、大黄泻热攻下，木香、槟榔破气消导，岂非燥上加燥？唯清燥救液方为万全之法，故以清金解燥汤治之。此法为临证治痢开拓了思路，值得深研。

安本解燥汤

【来源】《痘疹辨证·痘症前段治法论》

【组成】小生地（15g）、当归尾（10g）、荆芥（6g）、南沙参（15g）、生牛蒡（10g）、知母（10g）、甜杏仁（10g）、瓜蒌皮（10g）、桔梗（6g）（原书无剂量），引用芦根两许。

【用法】水煎服。

【功用】滋肾阴，润肺燥。

【主治】烂喉痧、痘疹等属燥邪为患者。

【方解】余氏认为，喉痧由于燥邪上吸，肺气先伤；痘症不外时邪客燥为患，故治宜滋肾阴，润肺燥为要旨。安本解燥汤中以生地滋阴补肾，沙参润肺生津；知母滋阴清热，归尾养血活血；桔梗、蒌皮、杏仁、牛蒡皆体润性滑之品，入肺达卫而清燥邪；荆芥辛散芳香，防滋腻而阻滞气机。芦根清燥生津为引。

【临床应用举例】

（1）烂喉痧　谢小儿，咽喉红烂，汤水难进，气喘形衰，病属燥象，因前医误作风邪医治，表剂过度，更加助燥劫阴，以致肺机不利，余想服药难以过喉，先用鸡子清一枚，着患者仰卧，将鸡子清令口含，以润滑之物，自能下流，午前润下，午后自觉机关流通，竟有回春之象，即用辛润法。

南沙参、生石膏、萎皮、知母、生牛子、细辛、薤白、元参、土牛膝、鲜桑叶、芦根、梨汁。

一剂稍能进米汤薄粥，是夜进蚌水和米汤食，次早更减。仍照前法，去元参，加石斛，四剂。南沙参改北沙参，加麦冬，二剂，痊愈。喉痧由于燥邪上吸，肺气先伤，不司清肃之权，则难以布津液，液聚成痰，气既不下降，势必壅于膈上，咽喉痰涌，喘咳。火喜就燥，燥邪化火极易，故咽喉腐烂，水谷难入。肺主皮毛，故遍身发痧，发斑，红赤一片，甚者水精不能四布，逆上为吐，下注为泻。津液从吐泻而亡，遂至枯槁而危。肺主一身之气，气壅则胸腹多痛。今时多以温散治之，犹如抱薪救火。盖燥者干象，用药须择其清润之品，不但不用温热，凡药之枯燥易脆之品，均在禁例。燥邪治之以润，理也。或稍佐苦以胜燥，辛以行津，亦宜择体润之药。重用甘润，缓其急，济其枯。甘乃湿土之味。湿能制燥，土又能生津也。宜安本解燥汤加减。

南沙参五钱、大生地四钱、生石膏五钱、甘草（水蒸）、生牛子三钱、萎皮三钱、薤白三钱、细辛三分、芥子八分、肥知母三钱、芦根一两、梨汁一杯、杏仁五钱。初起服之，必能转危为安。（《婺源余先生医案·烂喉痧》）

（2）痘　黄女，六岁。发热一日，面部隐隐痘粒，腹痛甚剧，烦渴尤甚，无片刻之宁。前医用羌、防、荆芥、楂肉等，一派发散消导不应，更甚于前，且兼腰痛。谓是毒伏命门，深踞肠胃，欲为极力推荡。其父母前日有十二龄之儿症同。攻之，痘陷，先后仅五日，遂殂，故不敢服。余见其面部颏下粒隐而颧额全无。其父云初见两颧均有，服药后乃伏。余曰：今年痘症多腹痛者，因去年天寒而干，冰雪多日，燥与寒郁，春令温气欲升不得，两邪拒格于中，然燥邪为主。治必先理燥邪，肺气一展而于亦化，奈何时之治法，一例解散，或遵建中趁毒无定位之时，早为攻下，以分炎枭之势，殊不解痘属燥邪，妄用苦燥攻下，设以通套三套表里统治，未为毒扰，先受药害矣。此中遗害，建中不得辞其咎也。余用安本解燥法加减，外食甜蜜粥和蜜。

南沙参、杏仁、萎皮、牛子、薤白、桔梗、芥子、知母、归尾、石膏、芹汁、梨汁、芦根。

一服而痛止痘现，颇有夹斑之处，再加玄参、蝉蜕，斑去神安热解，色欠鲜活，去蝉蜕、石膏、元参、桔梗，色遂转泽，但两颧成片不起，知其湿郁，暂停生地，加姜汁、炒木通，南沙参换北沙参，玉竹，用半夏以宣中宫，次日全起矣，而顶塌欠光溜。改用沛然复生汤。

二剂浆即绽满，令食肉汤燕窝枣粥儿勿药矣。丙午年痘多类此，甚者必斑疹夹出，腹必大痛，前法辄效。（《婺源余先生医案·痘》）

【评议】余国佩在《痘疹辨证》中分析安本解燥汤："以生地滋血补肾壮水之本；当归尾苦辛流利不滞，助生地而润营燥；南沙参轻空上走肺经，外达营卫；知母微苦微辛救肺燥不致邪扰，金水之本自安；桔梗、蒌皮、杏仁、牛蒡体润，微微苦辛入肺达卫而清客燥；荆芥入营为使，芳香而利机关。但荆芥体燥，反佐以和格拒之意。冬月或机关壅盛者，易细辛、芥子为妙。再引芦根体润色白中空味甘，善清肺胃之燥而利二便之闭，外达肌表而作汗。"诸药配合，具有滋肾阴，润肺燥之功。痘症不外时邪客燥为患，痘症之生死不外有浆无浆耳。用安本解燥汤正是为润肺燥，助浆成。对燥邪化火生热之喉痧，则加用石膏清泄肺热，使燥热去而病痊愈。余先生善用治燥之法，在其医案中比比皆是，为后人治燥树立了典范。

第十四节　吴　楚

　　吴楚，字天士，号畹庵，歙县澄塘人，约生于清代顺治、康熙间。著有《医验录初集》《医验录二集》《宝命真诠》《前贤医案》等。

　　吴楚远宗仲景注重阳气、东垣升阳益气之学术，近效先世擅长温补之经验，接受了张景岳的温补观点，并将《周易》扶阳抑阴说及理学强调阳气的观点融于医学，形成了自己的温补学术特点。他认为"甘温之药，如行春夏之令，生长万物者也。寒凉之药，如行秋冬之令，肃杀万物者也。故常服甘温之味，则气血充盈，日进寒凉之味，则气血衰耗"。"司命者当常以甘温益人气血，不可恣用寒凉以耗人气血。即有大实大热，当用苦寒，亦唯中病则已，不可过剂。病去之后，即须以甘温培补"。其《医验录初集·凡例》称"余好用温补，兹集中所载用寒凉而验者十之三四，用温补而验者十之五六"。对于久病不愈或误治生变的患者，不得不用温补；对于奇病急症，每能视真审确，不落寒凉之俗，用温补之法而获效。温补方剂以补中益气、六君、理中为主，药则常用人参、黄芪、白术、陈皮、半夏、附子、肉桂等。

温肺汤

【来源】《医验录初集·下卷》

【组成】炮姜（5g）、肉桂（5g）、白术（10g）、半夏（10g）、黄芪（10g）、人参（10g）、茯苓（10g）、甘草（3g）、橘红（10g）、桔梗（6g）（原书无剂量）。

【用法】水煎服。

【功用】温肺平喘。

【主治】肺气虚寒。症见喘咳，不能卧，呕吐痰沫，脉虚无力。

【方解】方中以六君子补脾肺、化痰，更加黄芪以增补气固表之力，炮姜、肉桂皆性温，用之则温肺之功益著，桔梗化痰止咳，合而有温肺平喘之功。

【临床应用举例】

　　药伤气绝症　休宁杨园一汪姓之子，甫十七岁。壬午春夏间，微嗽起。附近医家恣用表散、清火并降气等药，服之甚多。加以胸膈胀满，饮食渐少，此脾虚之候也。更就名医，又认为食滞膈中，恣用萝卜子、山楂、枳、朴之类，并用鸡肫皮暨诸消导药合为丸药，使之煎、丸并服。胀满更甚，更加气喘矣，此肺虚之候也。又于前药中更加苏子、郁金、桑皮之类，重泻其气，则气喘不休矣。每一呼吸，浑身筋脉俱掣动，肩抬背曲，鼻珠乱煽，许久不能睡倒。或用参少许，其附近医人力阻之云，如此气涌，安可用参？其家彷徨无措，始迎余诊视，时后六月十四日也。余见其病状凶恶，脉浮空数乱，叹曰：此肺气欲绝之候也，何能奏功？辞不用药。要紧之人，要紧之时，情迫非常，哀辞坚恳，许以重酬。余曰：此命难保，何云重酬？但怜其母词悲意切，不得不用药以慰其心耳。勉用温肺汤，加附子一钱五分，人参三钱。服二剂，脉稍敛，喘少定。询知小便少，每日空心用金匮肾气丸一剂，每剂用熟地黄七钱，桂、附各二钱，人参三钱；午服温肺汤一剂，每剂用术二钱，芪三钱，桂、附亦各二钱，人参四钱，姜一钱，橘红八分。一日服二剂。服数日，喘减其半。余藏有红元数分，为制丸剂佐之，并前药每日二剂。连服十日，脉有根，亦渐和缓，多进粥食，亦能食饭，亦可侧身卧倒，大有生机亦。其时尚不能贴席仰卧，又于温肺汤中加姜汁五匙。盖拟肺窍中必有寒痰填塞，故加姜汁，使辛入肺窍，滑出窍中填塞之痰，则喘可全止。余俱照前。每日二剂，服之增嗽。余曰：无虑。此肺窍中之痰栩栩欲动，若得肺上作嗽，嗽则痰将出矣。服二三日，果渐咯出细碎如豆粒之痰无限。余曰：此中尚有寒湿痰涎蓄于肺，乘于肺者，更令大口呕出为妙。照前二方，由服数日，果然一呕，吐出痰涎碗余。如此数日吐数回，痰尽空亦。嗽止，喘大定，食大进。计服药二十七日，始能贴席仰卧，起居如常，毫无喘息声矣。（《医验录二集·卷之二·内伤》）

【评议】 咳喘之证，医家习用清火、降气之品，而对于肺气虚寒者，用桑皮、白前、苏子之类则会重泻其气，麦冬、贝母重寒其肺。温肺汤乃气虚肺寒的对之药也，所以用于肺气虚寒的咳喘，投之得安，无不立效。在《医验录》中记载颇多。案中患者原仅微嗽，因医家恣用表散、清火、降气、消导等药，使患者肺气欲绝，病情笃重，吴氏用温肺汤更加附子温里回阳，重用人参益气，因辨得准，认得清，不为假象所欺，不为俗说所挠，故能挽狂澜起沉疴而取效。《医验录》中用温补方药治疗急病重症或误治变证的验案，体现了吴氏高深的医学理论、病机分析的水平和精湛的治疗技术，是对前贤温补理论的发展和应用。

思考题

1. 对孙一奎用温补下元的方剂治疗胀满、癃闭等病证，你是如何理解的？

2. 徐春甫制方用药有何特点？

3. 方广在研究和传播丹溪之学方面作出了什么贡献？

4. 试述吴崑对方剂学的主要贡献。

5. 吴谦《医宗金鉴·删补名医方论》在方剂学发展中有何影响？

6. 吴澄治疗虚损性疾病在治法、选方、用药上有何特点？

7. 汪昂在方剂的分类和普及方面有哪些贡献？

8. 程国彭组方用药有何特色？

9. 郑宏纲喉科用药有何主要特点？

10. 你对方肇权"大胆改正前人之方"有何感想？

11. 许豫和创制的儿科代表方有哪些？组方用药有何特色？

参考答案

12. 你对余国佩用清金解燥汤治疗痢疾是如何理解的？

第三章　新安医学药物选编

👉 导读

新安医家的临床用药是非常广泛的,"新安医学药物选编"只摘选了20味药物。其中一部分是临床上直到今天仍然常用的一些药物,还有一部分可以看成是新安医家的区域性药物使用的习惯。在学习过程中要注意从以下几个方面去把握新安医家的用药特点。

(1)要将有关药物同新安医家的学术思想和观点密切地结合起来。如将人参、黄芪的使用特点与"固本培元"思想结合起来去探究新安医家对人参、黄芪的使用特点。

(2)要从新安医家对药性全面认识和娴熟的运用能力上去把握新安医家准确使用药物的依据。如大黄可用于瘟疫、妇人干血气、腰痛、冻疮、吐血、肠痈、胁痛、狂病、癃闭等病证,但其使用的依据始终离不开大黄清热、解毒、凉血、祛湿、祛瘀、止血的功效范围。

(3)要关注具有新安医家区域性使用习惯的药物,这是新安医家医疗行为特点的重要组成部分,是新安医家医学传承性和区域性特点的具体体现,如新安医家喜用百草霜、绿萼梅、灶心黄土等。

一、人参

人参,为五加科植物人参的根。主产吉林。野生者名为"山参";现多栽培,名为"园参"。园参因炮制方法不同又可分为红参、糖参、生晒参及参须等多种。野山参采挖时间一般在7月下旬至9月间;园参一般栽培5~7年后于9月间采挖。

【性味归经】味甘,微苦。归脾、肺、心经。

【功效主治】有大补元气,补脾益肺,生津止渴,安神益智等功效。常用于体虚欲脱,肢冷脉微;脏腑气虚;津伤口渴;内热消渴;失眠多梦;健忘等。

【用量用法】煎服,5~10g,宜文火另煎兑服;用于急重症,用量宜大,15~30g;研末吞服,每次1.5~2g。

【新安医家论述】

《本草蒙筌·卷一·草部上》:"味甘,气温,微寒。气味俱轻,升也,阳也,阳中微阴。肥白人任多服,苍黑人宜少投。诸虚兼用,五脏俱补。健脉理中,生津止咳。开心益志,明目轻身。却惊悸,除梦邪,消胸胁逆满;养精神,安魂魄,苏心腹鼓痛。肠胃积冷温平,霍乱吐泻止息。定喘嗽,通畅血脉,泻阴火,滋补元阳。"

《本草备要·草部》:"大补元气、泻火。生甘苦,微凉,甘补阳,微苦微寒,又能补阴。熟甘温。大补肺中元气。泻火,得升麻,补上焦泻肺火。得茯苓,补下焦泻肾火。得麦冬,泻火而生脉。得黄芪、甘草,乃甘温退大热。益土,健脾。生金,补肺。明目开心,益智,添精神,定惊悸,邪火退,正气旺,则心肝宁,而惊悸定。除烦渴,泻火,故除烦;生津,故止渴。通血脉,气行则血行。破坚积,气运积化。消痰水。气旺,则痰行水消。"

《不居集·下集·卷之三》："人参生甘苦微寒，熟甘温，大补肺中元气，其药性功用如此。然用之之法，亦无一定，得气药则补气，得血药则补血，消药则消，散药则散，行药则行，止药则止，用得其宜，无不应手。"

【新安医家临床应用举例】

1. 肿胀（中气虚弱水肿）

癸亥年九月，项左宜兄令郎甫八岁，通身浮肿，阴囊更肿而明亮。名幼科治之，日用车前、泽泻、赤豆、山栀分利清降之药，久久不愈，反加二便俱闭，饮食不进，情急而来见余。余与方：用补中益气倍白术，加苍术、木香、肉桂、泽泻。嘱用人参八分，再不可少。归而服药一剂，是夜二便俱通，肿消一半。再数剂而愈。愈后半月，坐冷石凳上许久，阴囊又复肿如前，小便又不利。时余已往旌阳科试，因复向前幼科治之，且告以前恙，系用参而愈。幼科骇曰：如此孩童，如何服得人参？且诸肿无补，独不闻乎？仍与分利之药。服数剂，绝无效，又不饮食。因寻出予前方，市药二三剂，每剂用参五六分而愈。（《医验录初集·下卷》）

2. 喘嗽

府佐张五桥先生夫人，患喘嗽，夜分气壅不能仰卧，体素弱，脉右滑大，左细弱，每咳嗽，必连连数十声，痰不易出，甚至作吐。以东垣人参平肺散加减治之，四日而愈。人参、桑白皮、地骨皮、青皮、茯苓、五味子、知母、滑石、麦芽、天麻、粳米、甘草，水煎服，夜与白丸子。（《孙氏医案·二卷·三吴治验》）

3. 小儿慢惊

族侄孙女一周岁时，发慢惊，眼开手拳，目不能移，脚趾微动，先自囟门后遍身如火，喉中痰声，口中痰沫，腹胀放屁，大便亦行。先以牛黄丸、苏合香丸进之不效。及各治惊治痰等药，与之皆不受，即从痰沫流出。用通关散吹入鼻中，亦不作嚏。自申时至戌时，犹不动醒，面色素青而白，气禀甚弱，因婢者抱而偶失跌受惊发热。此惊气乘虚而入，在法已无生路，但不忍坐视。姑以人参三钱，生姜自然汁拌炒煎汤，频频用匙挑入口中。初二三四匙皆不受，后又与五六匙，偶能入一二匙下喉，便觉痰声稍缓。因此频频与之，十匙之中有二三匙入腹矣。喉中气转，目便能动，始有生意。以六君子汤加天麻、石菖蒲、僵蚕、泽泻、薄荷煎服。至鸡鸣时乃略啼一二声，方识吮乳。次日咳嗽，语声不出，小水短少。以辰砂益元散一钱，用灯芯汤调下，热退声出。惟嗽不尽止。改以四君子汤加陈皮、五味子、麦门冬、桑白皮、桔梗、杏仁、薄荷，一帖痊愈。（《孙氏医案·三卷·新都治验》）

4. 保胎

专治屡经堕胎，久而不育者，过七个月不必服。人参一两五钱，白术四两，黄芩二两，当归二两，杜仲一两五钱（盐酒炒研），续断一两五钱（酒浸），熟地黄一两（酒浸蒸），陈皮一两，香附子一两，共研为细末，糯米饭为丸，空心每服七十丸。（《集古良方·卷之十·妇人门》）

5. 中寒重症

丙寅初冬，潜口汪君栗亭，猝然中寒，其凶无比。其于每年初寒时，必发哮喘之症。此岁发更狠，重剂姜附治之得愈。愈后十余日，忽又中寒。是日余往郡，其家人来请四五次，急迫之极。余薄暮到家，急往视之。询知泻过三十余次，见其头上冷汗如雨，淋漓不止。探其头面及胸前肩项半段，皆冷如冰，两手冷至肩，其冷与寻常不同，探之令人生畏。诊其脉，六脉全无，细细寻按，绝无丝毫脉气。余不觉甚畏，惟静对之，神气颇清，亦不觉气促，余暗想所望者在此。今日暴起，或犹可救。忙与药二大剂，每剂用人参二两，附子五钱，姜、桂、白术、黄芪俱各三钱，川椒八分。二剂共用附子一两，人参四两。嘱其今夜将此二剂服至天明勿断，明早再看，倘脉出则有生机。次早往候之，两手脉俱微出矣，其冷处也稍温，泻止，汗亦止矣。是日与药一剂，只用人参一两。不意至上午时，又连泻六七次，仍复汗出，脉又全伏矣。自料必不能生，一面着人来迎余，一面托诸知为料理后事。余至，嘱勿惊慌，还可挽救。汪日生兄谓：如此光景，安云可保？余笑曰：诸公为彼料理事，弟且用药挽救，各不相妨。拒愚见，今日之复，如暴雨一般，大凡暴雨止后，必有一阵复雨。因照昨方仍与二大剂，附子仍共用一两，人参仍共用四两，一昼夜服毕。次早，再往候之，脉出和缓而有根，头面各冷处俱回暖。余笑曰：天开日朗，再万无复雨之患矣。是日，用参二两，服二日；又减作一两六钱，又服二日，渐减至八钱，服月余而止。如此卒中之症，可谓重极矣。非如此重参附，万不能救。（《医验录二集·卷之一·伤寒》）

6. 泄泻

一孩孟秋泄泻，昼夜十数度，医用五苓散、香薷饮、胃苓汤加肉豆蔻，罔有效者。予曰：此儿形色娇嫩，外邪易入，且精神怠倦，明是胃气不足，而为暑热所中，胃虚挟暑，安能分别水谷？今专治暑而不补胃，则胃愈虚，邪亦著而不出。经曰：壮者气行则愈，怯者著而成病是也。令浓煎人参汤饮之，初服三四匙，精神稍回，再服半酒杯，泄泻稍减，由是节次服之，则乳进而病脱。（《石山医案·卷之中·泄泻》）

7. 疟疾

一人年逾四十，不肥不瘦，形色苍白，季秋久疟，医用丹剂一丸止之，呕吐不休，粒米不入，大便或泻，面赤，妄语，身热。予诊脉皆浮而欲绝。仲景云：阳病得阴脉者死。今面赤、身热、妄语，其症属阳，而脉微欲绝则阴脉矣，此一危也。经曰：得谷者昌，失谷者亡。今粒米不入，此二危也。又曰：泄而热不去者死，今数泄泻而面赤，身热不除，此三危也。以理论之，法在不治。古人云：治而不愈者有也，未有不治而愈者也。令用人参五钱，白术二钱，御米一钱，橘红八分，煎服四帖，渐有生意。（《石山医案·卷之上·疟》）

【评议】人参味甘微苦医所共识，然性之寒温多有分歧，一则以《本经》为代表性属微寒，一般认为多指辽参；一则以《别录》为代表性属微温，一般认为多指高丽参。而新安医家则认为参之属寒属热主要与炮制有关，认为生者微寒熟者微温。

对人参，新安医家紧紧抓住其大补元气、补脾益肺、生津止渴、安神益智等功效，广泛用于临床各科多种疾病，如小儿慢惊、肿胀、泄泻、保胎、不孕、疟疾、卒中重症等。更值得一提的是人参作为一味传统的常用补气药，前人有诸多的使用禁忌，如"少不用参"及"诸肿无补"等，新安医家均有所突破，如吴楚《医验录初集》用人参至二两治卒中重症，用人参治疗水肿以及孙一奎《孙氏医案》用人参治疗惊风。充分体现了新安医家对人参效用的高超的掌控能力。

二、大黄

大黄，为蓼科植物掌叶大黄、唐古特大黄或药用大黄的干燥根及根茎。主产于四川等地，栽培或野生。地上茎叶枯萎时采挖。

【性味归经】味苦，性寒。归胃、脾、大肠、肝、心包经。

【功效主治】有泻下攻积，清热泻火，清热解毒，清热凉血，清热泄湿，活血化瘀，止血等功效。常用于胃肠积滞（包括燥屎内结便秘，湿热积滞泻痢，食滞内停，虫、毒、瘀血等有形物质内停等），脏腑实热，热毒疮痈（痈疽疔疖、水火烫伤等），血热证，湿热证（多用于淋证、黄疸等），血瘀证（尤宜热瘀），各种出血等。

【用量用法】煎服，3~12g；外用，研末，水或醋调敷。生大黄力猛，熟大黄力缓，酒制善清上部火热，炒炭多用于止血及热毒血痢。用于泻下不宜久煎。

【新安医家论述】

《本草蒙筌·卷三·草部下》："味苦，气大寒，味极厚。阴中之阴，降也。盖性惟沉不浮，故用直走莫守。调中化食，霎时水谷利通；推陈致新，顷刻肠胃荡涤。夺土郁，无壅滞，定祸乱，建太平。因有峻烈威风，特加将军名号。仍导瘀血，更滚顽痰。破癥坚积聚止疼，败痈疽热毒消肿。"

《本草备要·草部》："大泻血分湿热，下有形积滞。大苦大寒。入足太阴脾、手足阳明、厥阴、大肠、胃、心包、肝、血分。其性浮而不沉，其用走不守。若酒浸，也能引至至高之分。用于荡涤肠胃，下燥结而除瘀热。治伤寒食积，发热谵语，大肠有燥粪，故谵语，宜下之。温热瘴疟，下痢赤白，腹痛里急，黄疸水肿，癥瘕积聚，积久成形谓之积，属阴；聚散无常谓之聚，属阳。积多是血，或食或痰，聚多是气。留饮宿食，心腹痞满，二便不通，皆土郁夺之。吐血衄血，血闭血枯，损伤积血，一切实热，血中伏火。行水除痰，蚀脓消肿，能推陈致新。然伤元气而耗阴血，下多亡阴。若病在气分，胃虚血弱人禁用。"

【新安医家临床应用举例】

1.时行瘟疫

锦纹大黄四两、猪牙皂角二两，共为末，水打稀糊为丸，绿豆大，每服五七十丸，冷绿豆汤送下，以汗为度。（《简便验方·卷一·瘟疫》）

2.目疾

癸亥十一月，汪以章先生令孙树人兄目疾暴发，红紫异常，不能开视，内如火灼，痛不可忍，就余诊之，余谓肝脾肺三经火邪上攻，轻轻清散无益，宜用釜底抽薪之法。因其体质素弱，只用大黄一钱，如不行再加用。次日专人索药，又误传已下，遂只用清散之剂，内加石膏。病竟不除，痛益增剧。每至夜更痛甚，约一更后，痛必晕死，四肢厥冷，不省人事。直待一个更次后，方渐苏。一连三夜俱如此。有医谓脉歇至，是虚证，归究前药大黄之误，力言当用参。章翁不敢轻用，过余馆商之，仍同归为诊之，脉数时一止。余曰：脉果歇至，但数时一止为促脉，是热证，非虚证。初一剂大黄太轻，未曾得下。邪热内结，故有此证。此谓之发厥，不是发晕。其厥犹伤寒之热厥也。下之即愈。仍用大黄、明粉各三钱，黄连五分，余则赤芍、丹皮、黄芩、胆草、菊花、羌活、防风。服后，是夜手足便温，痛也稍减，不复发厥。半夜大泻三四次。次早双眼顿开，红色退其半，痛也减大半，再除大黄、明粉，减轻川连，仍服十余剂而愈。(《医验录初集·下卷》)

3. 冻疮

冻疮破烂疼痛，用锦纹大黄为末，干糁上。(《(订补)简易备验方·卷十五·诸疮》)

4. 腰痛

坠堕闪锉，腰痛不能屈伸，脉涩者有瘀血也。用熟大黄。大黄锉如指大，生姜切片，各半两。二味炒令焦黄，以水一盏，浸一宿，五更去渣服。(《赤水玄珠·第四卷·腰痛门》)

5. 口烂

口烂重者，用大黄(生研)三钱，绿豆粉(炒研)二钱，丁香(研)十粒，以开水和匀涂两足心神效。(《卫生杂录》)

6. 吐血

用地黄汁升半，生大黄(研末)一寸匕方，先煎地黄汁三沸入大黄末调和，空心服，三日即愈。(《卫生杂录》)

7. 跌打损伤

陈石灰一升、大黄四两同炒至桃花色，取起置地退火，研末贮好，敷伤处止血生肌极效。(《卫生杂录》)

8. 肠痈

肠痈里急隐痛，大便闭涩。梅核仁四十九枚(去皮尖)，大黄三两，牡丹皮一两七钱五分，冬瓜仁四两，芒硝二两半，犀角一两半。每服七钱，水煎服，下利脓血三二行为度。(《赤水玄珠·第三十卷·肠痈门》)

9. 胁痛

从弟妇程氏，右胁痛不能睡，背心疼，下午潮热，胸膈作梗，痰中有血，大便秘。用大黄，以韭菜汁、萝卜汁、苇根汁各和匀，将大黄拌湿炒干，再拌再炒，如此三次，以黑为度，三钱。瓜蒌仁二钱。贝母、当归、山栀子、牡丹皮各一钱。青皮、前胡、穿山甲各六分。甘草三分。水煎饮之。凡三帖而瘳，再亦不发。(《孙氏医案·第四卷·新都治验》)

10. 齿衄

一女子十岁，因毁牙动摇，以苎麻滴之，血出不止。以酒制大黄末二钱，枳壳汤加童便调下，下黑屎数块顿止。(《不居集·上集·卷之十三》)

11. 狂病

治一切癫狂谵妄逾垣上屋骂詈不避亲疏等症。大黄一两水煎灌之，须得大泻数次，仍绝其饮食数日，但得宁静方为。(《简便验方·卷三·瘫风痛风癫痫黄疸哮喘肺痈》)

12. 痈疖

治痈疖。白疽忌用。

大黄二两、藤黄一两、明矾、蟾蜍各五钱，麝香、乳香、没药各二钱，用蜗牛打烂作锭，晒干，滴醋研磨，以新笔蘸药，空患顶，圈围患处，至消乃止。(《经验选秘·卷三·一笔消》)

13. 癃闭

治癃闭，大小便不通，小腹急痛，肛门肿痛。

大黄（小便不通减半）　荆芥穗（大便不通减半）。为末，每服二钱，温水调下。（《赤水玄珠·第十五卷·小便不通门》）

【评议】新安医家运用大黄治病紧紧抓住其功效所对应的证候特征，将大黄广泛地用于临床各科疾病。如1、5、8、12案则是将其清热解毒的功效用于瘟疫及外科疮痈性疾病，特别是案5其用法是以开水和匀涂两足很有特色，有引火下行之意。3、4、8案则是将其活血化瘀的功效用于冻疮、腰痛、肠痈等病。2、8、9、10、11、13案则是将其泻下攻积的功效用于目疾、肠痈、胁痛、齿衄、狂病、癃闭等病。特别是在案2中吴楚以大黄为主药治疗严重目疾，其过程之生动让人萦怀。在案4中孙一奎用一味大黄治外伤腰痛以及案11中《简便验方》以一味大黄治疗狂病的记载充分反映出新安医家对大黄药性之熟谙、掌控之成竹。足以给医者以启悟。

三、山茱萸

山茱萸，为山茱萸科落叶小乔木山茱萸的成熟干燥果实，去核后即为名贵药材山萸肉。山茱萸主要分布于东亚各国，在我国主要分布于河南的伏牛山、浙江的天目山、陕西的汉中、安徽的石台。秋末冬初果皮变红时采收果实。

【性味归经】味酸，性微温。归肝、肾经。

【功效主治】有补益肝肾，涩精固脱等功效。常用于肝肾阴虚之眩晕耳鸣，腰膝酸痛，内热消渴；命门火衰之阳痿遗精，遗尿尿频；滑脱不禁之崩漏带下，大汗虚脱等病。

【用量用法】煎服，6～10g；急救固脱用20～30g。

【新安医家论述】

《本草衍句·药性木部附果部》："酸以补肾温肝，涩则固精闭气。温可强阴助阳，辛逐风寒湿痹。通九窍以安五脏，暖腰膝而添精髓。脑痛头风，目黄鼻窒。耳内聋鸣，小便不节（得熟地补肾虚，得五味摄精气）。草还丹：益元阳，补元气，固元精，壮元神，乃延年续嗣之至药也。山茱萸、破故纸、当归、麝香为末，蜜丸，临卧时盐汤下。"

《本草备要·木部》："补肝肾，涩精气。辛温酸涩。补肾温肝，入二经气分。固精秘气，强阴助阳，安五脏。暖腰膝，缩小便。治风寒湿痹，温肝故能逐风。鼻塞目黄，肝虚邪客则目黄。耳鸣耳聋。肾虚则耳鸣耳聋，皆固精通窍之功。去核用，核能滑精。"

《山居本草·卷四上·果部》："性平味酸，色紫微酸，体盾濡润，专入肝胆，滋阴益血。主治目昏耳鸣，口苦舌干，面青色脱，汗出振寒。为补肝助胆良品。夫心乃肝之子，心苦散乱而喜收敛，敛则宁静，静则清和，以此收取涣散，治心气虚弱惊悸怔忡，即虚则补母之义也。肾乃肝之母，肾喜润恶燥，司藏精气，籍此酸能收脱，敛水生津，治遗精白浊，阳道不兴，小水无节，腰膝软弱，腿足酸痛，即子令母实之义也。"

【新安医家临床应用举例】

1. 耳病

治肝肾阴虚疮症，或耳内痒痛出水，或眼昏痰气喘嗽，或作渴发热、小便赤涩等症。

山萸肉、山药、丹皮、茯苓、熟地、生地、五味子、泽泻、柴胡等份。各另研为末。

上将二地黄捣碎酒拌杵膏，再入前末和匀，加炼蜜丸梧子大。空心白汤下白丸。

（《诸证析疑·卷三·耳病》）

2. 大便下血

当归身、山萸肉、生地、阿胶（石膏炒珠）各一两，一斤棉花子。

以上五味俱炒焦黑色为度，研末，用柿霜一二两和匀，每早服四钱，开水调下，临晚再服三钱，俟粪色变黑，血渐止矣。忌食花椒、胡椒、烧酒。（《经验选秘·卷一·大便下血》）

3. 赤白带

樗皮、山萸肉、苦参、香附各五钱，龟板、栀子各二两，黄柏一两，川贝三钱，白芍七钱。酒糊丸。（《迈种苍生司命·卷四·赤白带》）

4. 便秘

治大肠秘涩。

大黄（半熟半生）五两，山茱萸、麻仁（泥）、郁李仁（炮，去皮研）、菟丝子、山药、牛膝、槟榔各二两，防风、枳壳、独活各一两，车前子二两半。

炼蜜丸，梧子大，每二三丸，米饮下，平旦临卧各一服。（《赤水玄珠·第十五卷·秘结门》）

5. 眩晕

劳倦后身体发热，眩晕，神魂不安。

山茱萸一两，山药、甘菊花、人参、茯神、小川芎各半两。

上末，每服二钱，酒调下。（《赤水玄珠·第十六卷·眩晕门》）

6. 咯血

一妇咳嗽，痰中有红，大便一日五六度，恶心，饮食极难下膈。才下膈腹中即不安，立时欲泻，必尽泻出乃止。肌肉消瘦，下午发热。热将发时，四肢先麻，两足膝皆战摇，两寸关脉滑数，两尺沉细，此虚中有食积痰饮之候也！脉虽数，午后虽发热，不敢轻用寒凉，特为温补下元，庶关门有守，泻可止也。山茱萸、菟丝子、人参、破故纸、杜仲、山药、茯苓、泽泻、桂心、砂仁，服下则安，四剂后，下体不战摇矣！但饮食腹中微疼，即欲登厕。前方减去山茱萸，加白术、肉果、木香，八帖愈。（《孙氏医案·第三卷·新都治验》）

【评议】安徽是山茱萸的主产区之一，安徽石台县曾获"山茱萸之乡"称号。新安医家书籍中对山茱萸的使用多反映出以下几方面的特点：一是不论是补益肝肾之阴，还是温补命门之火，或是收敛固涩，均须以它药，独用者少，如案1补肝肾之阴合以山药，生、熟地黄、五味子；案2、3止血伍以阿胶，止带伍以樗皮；案6温补下元而合以菟丝子、破故纸、杜仲、桂心。二是选药多具一石二鸟之妙。如案2治大便下血以山茱萸合阿胶用于止血，合当归身、地黄、阿胶用于补益耗伤之阴血；案5治眩晕一则补肝肾之阴，益阴以抑阳，一则补母生子以制亢奋之心阳。三是起相反相成之用。如案4治便秘一则以大黄、麻仁、郁李仁等泻下通便，一则以山茱萸收敛正气不使伤伐太过，可谓相辅相成。

四、木瓜

木瓜，为蔷薇科植物贴梗海棠的干燥近成熟果实。主产安徽、四川等地，尤以安徽宣木瓜为优。夏、秋二季果实绿黄时采收。

【性味归经】味酸，性温。归肝、脾经。

【功效主治】有祛风湿，舒筋，化湿，消食等功效。常用于痹证筋脉拘挛，足膝肿痛，吐泻转筋，食积不化等病。

【用量用法】煎服，6～9g。

【新安医家论述】

《本草蒙筌·卷七·果部》："味酸，气温，无毒。各处俱产，宣州独良。经入手足太阴。用之勿犯铁器。气脱能固，气滞能和。平胃以滋脾，益肺而去湿。助谷气，调荣卫。除霍乱，止转筋。脚气可去，水痢可禁。"

《本草衍句·药性木部附果部》："温醒脾胃，筋骨之湿；酸收脾肺，耗散之气。气滞能和，理脾伐肝。气脱能固。和胃敛肺（木瓜、乌梅最收纳胃气，尤善泻肝，肝邪退则脾土和）。利筋骨而止烦渴，调荣卫以助谷食。霍乱转筋，水肿脚气；泻痢奔豚，腹胀善噎。"

《本草备要·果部》："补，和脾舒筋；涩，敛肺。酸涩而温，入脾、肺、血分。敛肺和胃，理脾伐肝，化食。酸能敛，敛则化，与山楂同。止渴。酸能生津。气脱能收，气滞能和，调营卫，利筋骨，去湿热，消水胀。治霍乱转筋。夏月暑湿，邪伤脾胃，阳不升，阴不降，则挥霍撩乱，上吐下泻，甚则肝木乘脾，而筋之为转也。转筋必起于足腓（腓音肥，足肚也），腓及宗筋皆属阳明，木瓜治转筋，取其理筋以伐肝也。土病则金衰而木盛，故用酸温以收脾、肺之耗散，而藉其走筋以平肝邪，乃土中泻木，以助金也。泻痢脚气，脾主四肢，或寒湿伤于足络，或胃受湿热之物，上输于脾，下流至足，则成脚气。恶寒发热，状类伤寒，第胫肿掣痛为异耳！宜利湿清热，忌用补剂及淋洗……多食损齿、骨，病癃闭，酸收太甚……陈者良。香薷饮用之，取其和脾去湿，补肺生金。"

【新安医家临床应用举例】

1. 脚气及脚气诸症

男女干脚气，痛不可忍，干木瓜一个，明矾一两，煎水乘热先蒸透足，俟水略温再洗，二三次即愈。（《经验选秘·卷一·男女干脚气》）

脚气入腹，困闷欲死，腹胀喘急。木瓜、槟榔各二两，吴茱萸（汤洗七次炒）一两。每服四钱，水煎，食前服。大木瓜二枚，吴茱萸五两，二味并用水四碗，煎一碗，分二服。如人行十里久，再进一服，或汗，或吐，或泻即瘥，不拘时服。（《赤水玄珠·第十一卷·脚气门》）

2. 呕吐

主呕哕风气，又吐而转筋者，煮木瓜汁饮之甚良。此酸收之剂，欲吐不吐者是也。（《赤水玄珠·第四卷·呕吐哕门》）

3. 脚筋急痛

淡酒煮木瓜，令烂，作粥样，用裹痛处，冷则易，一宿三五度便瘥。（《赤水玄珠·第十二卷·痹门》）

4. 霍乱

霍乱吐泻，转筋扰闷。酸木瓜二两、茴香（微炒）二钱半、甘草（炙）二钱、吴茱萸（炒）二两。每服五六钱，姜七片，紫苏十叶，水煎服。（《赤水玄珠·第十六卷·霍乱门》）

5. 美发

治发槁不泽。用木瓜浸油搽之，则光润有泽。（《同寿录·卷之二·须发》）

【评议】木瓜似梨非梨，似瓜非瓜，有海棠梨之称，以安徽宣城产宣木瓜最优。宣木瓜果大肉厚，体糯味酸，果色鲜黄，馥香浓郁而闻名于世。自公元420年南北朝刘裕开始，一直到清代，上下千余年，宣木瓜始终被视为贡品。我国在1985年版《药典》中也将宣木瓜确认为正品。新安医籍记载中，孙一奎《赤水玄珠》用木瓜作为主药治疗脚气及脚气诸症最为娴熟，项天瑞《同寿录》用木瓜美发也具独特认识。

五、丹皮

丹皮，为毛茛科多年生落叶小灌木植物牡丹的根皮。产于安徽、四川等地。安徽省铜陵市凤凰山和南陵县丫山产的药用牡丹，为我国传统道地药材"凤丹皮"的原植物，在全国的牡丹皮药材中，其质量最佳。秋季采收。

【性味归经】味苦、辛，性微寒。归心，肝，肾经。

【功效主治】有清热凉血，活血化瘀，退虚热等功效。常用于血热吐衄，温毒发斑；血瘀经闭，痛经癥瘕，痈疡肿毒，外伤肿痛；温病伤阴，阴虚发热等。

【用量用法】煎服，6~12g。散热凉血生用，活血散瘀酒炒用，止血炒炭用。

【新安医家论述】

《本草蒙筌·卷三·草部下》："凉骨蒸不遗，止吐衄必用。除癥坚瘀血留舍于肠胃中，散冷热血气攻作于生产后。仍主神志不足，更调经水欠匀。治风痫定搐止惊，疗痈肿排脓住痛。"

《山居本草·卷五下·竹树花卉部》："其皮入肝，泻阴中之火。因味苦则补阴，辛则散结，以此疏畅肝气，使血清和。所妙在微苦略辛。味厚可降，故能降火而不推荡，益血而不腻滞。若肝有余则火盛血逆，血热妄行，以其微苦，下行降火兼以辛散阳，用治吐血衄血，通经逐瘀。若肝不足则荣中血少，热气郁结，以其略辛，散结止痛兼以苦益阴，用治牙痛腰痛，赤淋白带。以此清热疏郁，使阴不受火烁，不患阻滞，推陈致新，滋阴养血，为调经产后必用要药，胎前忌之。以能去血中之热，故痘疮壮热烦红用为良剂。其皮能降火散表，以丹皮治无汗骨蒸，地骨皮除有汗骨蒸，大有殊功。"

【新安医家临床应用举例】

1. 头痛咳嗽

八娘子，头痛咳嗽，痰多有血，夜分发热，喉中常作血腥。每经水行，必腹中先痛二日。用香附、牡丹皮、滑石、甘草、桃仁、川芎、当归、柴胡、白芍、山枝子、茅根，八帖而瘳。（《孙氏医案·二卷·三吴治验》）

2. 乳胀

渔梁胡氏妇，年四十，久不乳，忽内热头昏，两乳作胀，以手捻出鲜血。医用逍遥、归脾，胀甚，血愈多。予曰："脉弦大，肝热也。"用生地、丹皮、生白芍、青皮、泽兰、车前、炒栀子、麦芽。二剂平，四剂愈。（《怡堂散记·卷上·方脉治验随录十五症》）

3. 肠痈

肠痈冷症，腹濡而痛，时时利脓。

丹皮、人参、天麻、白茯、黄芪、木香、川归、桃仁（去皮尖）、川芎、官桂各三分，白芷、薏仁、甘草。上用水煎，温服。（《赤水玄珠·第三十卷·肠痈门》）

4. 月经不调

王小姐，三马路。经隧不通，血走清道，经来瘀黑，绝无仅有，日来则有鼻衄，咽间有气，汩汩有声，脉濡弦。通隧调营，参以清上。

粉丹皮（炒）、凌霄花、西藏红花、条芩（炒）、小蓟（炒）、泽兰、芜蔚子（炒）、绿萼梅、茜根（炒）、丹参、茯苓、白茅花。（《王仲奇医案·月经不调》）

5. 舌衄

舌上出血如泉，肝雍也。用文蛤、白胶香、牡丹皮等份为末，敷患处。（《不居集·上集·卷之十三》）

6. 疝气

一人核肿痛甚，二子不分，大如升，遍医不效，以此治除根，松江甚神此方。牡丹皮二两、苍术（米泔浸三日，盐水拌炒）六钱、荔枝核（炒）一两、山楂一两半、橘核（炒）七钱、山栀子（去皮，以吴茱萸汤炒）三两，神曲糊丸，梧子大，空心白汤下五十丸。（《赤水玄珠·第十五卷·疝气门》）

【评议】丹皮的主要功效是清热凉血，活血行瘀，这在新安医籍中记载频多，医家运用娴熟。如《王仲奇医案》治月经不调，《赤水玄珠》治肠痈等。除此以外，新安医家还用于治疗其他疾病，如《赤水玄珠》治疝气等。

六、石斛

石斛，为兰科多年生草本植物环草石斛、马鞭石斛、黄草石斛、铁皮石斛或金钗石斛的茎。主产于四川、云贵、安徽等地。全年均可采收，以秋季采收为佳。

【性味归经】味甘，性微寒。归胃、肾经。

【功效主治】有养胃阴、清胃热，养肾阴、清肾热，强腰膝，明目等功效。常用于胃阴虚胃热证，肾阴虚及肾阴虚火旺证，腰膝酸软，目暗昏花等。

【用量用法】煎服，10～15 g。

【新安医家论述】

《本草蒙筌·卷一·草部上》："味甘，气平，无毒。多产六安，也生两广。却惊定志，益精强阴。壮筋骨，补虚羸，健脚膝，驱冷痹。皮外邪热堪逐，胃中虚火能除。厚肠胃轻身，长肌肉下气。"

《本草衍句·药性草部》："甘淡镇涎除虚热（胃中虚热有功），咸平补肾涩元气。强阴益精（专补脾阴），却惊定志。壮筋骨而补虚劳，暖水脏而和胃气。逐皮肤浮热，退热敛阴（不寒而能退热，不涩而能敛阴）；治吐衄虚烦，除烦清肺。"

《本草备要·草部》："平补脾肾。甘淡入脾而除虚热；咸平入肾而涩元气，益肾，强阴，暖水脏，平胃气，补虚劳，壮筋骨。疗风痹脚弱，发热自汗，梦遗滑精，囊涩余沥。"

【新安医家临床应用举例】

1. 会厌萎缩

会厌为声音之门户，乃咽喉、口鼻之机关，屡经咯血，阴精不足以上举，更加风温咳呛，重伤阴液，喉络坼裂，会厌萎缩，咽饮呛逆难下，痰涕俱从鼻出，声嘶不清，行动息促。病生要害，勿泛泛视之。

霍石斛、野料豆、甘草、射干、青果、金果榄、海蛤粉、青黛、箬叶炭（后三味蜜丸）。（《王仲奇医案·咽喉》）

2. 虚劳

施右，白克路。三月二十四日。心脾内亏，肌肉渐瘦，精神疲惫。近感时行伤风，胃失降和，肺苦气逆，咳嗽，头眩夜热，心嘈如饥，食难消受，或嗳酸腐。防入怯途，慎摄切切。

金钗斛三钱、白蒺藜三钱、旋覆花（布包）二钱、无花果三钱、杏仁三钱、陈六神曲（炒）三钱、茯苓三钱、霜桑叶二钱、紫菀钱半、橘红衣一钱、香白薇（炒）二钱、玫瑰花二朵。（《王仲奇医案·虚劳》）

3. 痛经

经痛失调已非一载，自二月经行之后，越两月少腹剧痛，腰亦痛甚，先行色紫黑，后下有形且包有膜，若此情形，似属流产。以调理冲任，暂宜静养勿劳。

金钗斛二钱、丹参二钱、茺蔚子（炒）二钱、陈艾叶（炒）八分、制香附二钱、当归二钱、泽兰三钱、玄胡索（炒）钱半、丹皮（炒）钱半、茜根（炒）一钱。（《王仲奇医案·产后》）

4. 噎膈

左。恙由抑郁伤肝，思虑伤脾，忧愁伤肺，肺津胃液日耗，噎膈之候。

南沙参、霍斛、昆布、郁金、川贝母、春兰草、菖蒲、炒白芍、丹参、牡蛎、枇杷叶、甘蔗汁。（《冯塘医案·噎膈》）

5. 郁证

拂逆忧郁，阴液暗亏，倦怠欲眠，肌肉渐瘦，胃呆纳少，寐觉汗泄，咳嗽，喉咙干燥，肠间偶尔转痛。肺津固属不充，肠脂亦复不润，虽由气郁血已极亏，不得与沉寒气滞同日而语，润心肺以养精神，利肠胃以生津液，是为治法。

金钗斛、紫菀、柏仁（杵）、杭白芍、罂粟壳、野茯苓、甘草（炙）、川郁金、无花果、生牡蛎（先煎）。（《王仲奇医案·郁证》）

【评议】安徽的霍山石斛被列为中华"九大仙草"之首，霍山石斛的养阴清热，益胃生津功效最优。新安医家在用石斛治病时常选择霍山石斛。从新安医籍记载中可以看到，新安医家运用石斛治病范围较广，如《王仲奇医案》用石斛治郁证、痛经、会厌萎缩，《冯塘医案》用石斛治疗噎膈等均是取其养阴清热之功。

七、白术

白术，为菊科多年生草本植物白术的根茎。主产于浙江、安徽等地。霜降至立冬地上部分枯黄后采挖。

【性味归经】苦、甘，温。归脾、胃经。

【功效主治】有补气健脾，燥湿利水，止汗安胎等功效。常用于脾气虚弱之乏力，食少腹胀，泄泻，便秘；水饮内停之小便不利，水肿；痰饮眩晕；寒湿痹；气虚自汗；胎动不安等。

【用量用法】煎服，10~15g。

【新安医家论述】

《本草蒙筌·卷一·草部上》："味苦甘辛，气温，味厚气薄，可升可降，阳中阴也，无毒。""入心、脾、胃、三焦四经。须仗防风引使，除湿益燥，缓脾生津，驱胃脘食积痰涎，消脐腹水肿胀满，止呕逆霍乱，补劳倦内伤，手足懒举贪眠，多服益善。""哮喘勿服，壅室难当。"

《本草备要·草部》："苦燥湿，甘补脾，温和中，在血补血，在气补气。无汗能发，有汗能止。燥湿则能利小便，生津液，止泄泻。消痰水肿满，黄疸湿痹；补脾则能进饮食，祛劳倦，止肌热，化癥癖。和中则能止呕吐，定痛安胎。血燥无湿者禁用。能生脓作痛，溃疡忌之。肥白者出浙地，名云头术；燥白者出宣、歙，名狗头术，差胜于浙。用糯米泔浸，陈壁土炒，或蜜水炒，人乳拌用。"

《治验·用药须知》："白术之功在燥，炒之以土益其燥也；地黄之用在滋，蒸及九次，透其液也。世有恶白术自燥而蒸用之，虑地黄之滞而炒用之，是欲疾其车而方其轮，趯程而刖其足也。"

《聊复集·医阶辨药·补剂》："白术，甘、苦、温；苍术，苦、辛、温而性燥。并能燥湿，强脾胃，治湿痰留饮。白术，又能振劳倦，生津液，利腰脐间血。脾损而病宜用白。苍术，又能开郁气，行敛涩，散表湿，治痰血作窠囊。湿郁而病宜用苍。"

《医宗粹言·第四卷·药性论下》："白术去皮梗，去湿利水，用麸炒微黄色。补胃用净土炒微黄色。补脾用浙术，其味甘而气厚。利水燥湿宜用各处山术，其味淡而能渗。医不可不审也。"

【新安医家临床应用举例】

1. 腹痛泄泻

张××，1个月婴儿，便泻糊状，日5~6次，夹有奶瓣，服白术散10g后，泻止。处方：白术适量，将白术焙焦研成细末，米汤调服。(《徽州单验方》安徽中医药大学馆藏)

2. 小儿虫疳

一富儿，面黄，善唉，易饥，非肉不食物，泄泻一月，脉大，以为湿热，当脾困食少，今反形健而多食，不渴，此必疳虫也。验其大便，果有蛔，治虫而愈。次年夏初复泻，不痛而口干。予曰：昔治虫而不治疳故也。以去疳热之药，白术汤下，三日而愈。(《古今医统大全·卷三十五·泄泻门》)

3. 疟疾

一贵人，年近六十，形壮，色苍，味厚，春得痎疟，用劫药，屡止屡作，绵延至冬，来求治。知其痰少，惟胃气未完，天寒欠汗，非补不可。以一味白术，末之，粥丸，空腹热汤下二百丸，尽二斤，大汗而愈。如此者多，但略有加减耳。（《名医类案·卷三·疟》）

4. 胎动不安

一妇有胎，至三个月之左右即堕，其脉左大无力，重取则涩，乃血少也。以其妙年，只补中气，使血自荣。时正初夏，浓煎白术汤调黄芩末一钱，服之至三四两，得保全而生。（《名医类案·卷十一·堕胎》）

5. 盗汗

白术二两（陈壁土炒），为末，菖蒲汤下二钱，不计时服。（《圣济总录纂要·卷四·伤寒门》）

6. 内障

一男子五十五岁，九月间早起，忽开目无光，视物不见，急就睡片时，却能见人，竟不能辨其何人何物，饮食减半，神态极倦。脉之大缓，四至之上，重按则散而无力。余作受湿治。询之，果因卧湿地上半个月，遂得此症。用白术为君，黄芪、茯苓、陈皮为臣，附子为佐，十余贴而愈。（《赤水玄珠·第三卷·目门》）

7. 肠风便血

治肠风痔瘘，脱肛下血，面色萎黄，久不瘥：白术一斤（用糯米三升同浸三日，晒干，细切，慢炒香，为末），淮生地半斤（酒浸，甑上蒸熟烂，捣如泥），二味，和匀，用大力者捣二三千锤，如硬，如好酒、蜜少许，丸梧子大，阴干。空心米饮下二三十丸，日二。（《圣济总录纂要·卷二十一·痔瘘门》）

8. 其他

（1）心脾疼 一妇，春末，心脾疼，自言腹胀满，手足寒过肘膝，须棉裹火烘，胸畏热，喜掀露风凉（亦属郁火）。脉沉细涩，稍重则绝，轻以弦而短，渴喜热饮（血分）。不食。以草豆蔻（辛温）丸，三倍黄连（苦寒）、滑石、神曲为丸，白术为君，茯苓为佐，陈皮为使，作汤下百丸，服至二斤而愈。（《名医类案·卷六·心脾痛》）

（2）湿热生痰 令郎采石先生，中焦湿热生痰，痞闷，五更倒饱，且下午两股或膝下筋脉抽掣疼痛，时常嗳气，面色带黄，间常梦遗。予以清气大安化痰丸，及猪肚丸二方调治而安。猪肚丸用白术五两，苦参酒炒二两，牡蛎煅过三两，为末，将雄猪肚子一具，摘去油，甘草汤洗过，将药装入肚中，缝其口，饭中蒸极烂为度，捣几极匀为丸，此方极健脾去湿热、固精也。（《孙文垣医案·三吴治验二卷》）

（3）腿股及臀肿 巡抚陈和峰，脾胃不健，常服消导之剂，左腿股及臀患肿。用白术一味煎饮而消盖。白术腐溃生肌之主药也。（《名医类案·卷十·臀痈》）

（4）面目身上赤斑 以苦酒浸白术用汁，常以拭面，即渐愈之。（《古今医统大全·卷六十六·面部候》）

（5）髓溢症 齿长数寸，此名髓溢症。用真白术为末，人乳拌蒸服之即愈。（《经验选秘·卷一》）

【评议】新安地区尤其是生于祁门山区的"祁术"，品质优良，为新安医家常用药物之一。白术除具有补气健脾、燥湿利水、止汗安胎的功效外，在新安医籍中还有其治疗疳积虫痛、痰证、怔忡、腰痛、痿证、鼓胀等病证的记载。在胡增彬的《经验选秘》中有用一味白术治疗髓溢症和一味焦白术治疗怔忡的记载，除此之外，在江瓘的《名医类案》和胡增彬的《经验选秘》中尚有白术治疗女性月经病的记载，在《名医类案》中还记载了白术一味治疗腿股及臀肿的病案，在孙一奎的《赤水玄珠》中载有用白术为君药治疗内障的病案，徐春甫的《古今医统大全》中记载有白术单味治疗面、目、身上赤斑的方法。至于白术用于治疗脾虚所致的寒热、伤食、腹痛、泄泻等以及妊娠胎动不安、胎肿、胎漏等病证，在新安医籍中的记载颇多，在此仅举数例已能窥其一斑。另外，祁术以其良好的质地及药理功能，早已驰名中外，屯溪老街"石翼农""同德仁"等药号，以地道的祁术精工炮制成药材，在海内外享有盛名。新安地区祁术在日常生活中也被广泛运用，如用炒芝麻或炒黄豆，炒糯米等与白术混合研粉，制成"祁术糕"，可使久病者较快康复，无病者延年益寿。

八、白芍

白芍，为毛茛科植物芍药（栽培种）的根。安徽产者称为亳白芍，产量最大，多为栽培。8月采挖栽培3~4年生的根炮制入药。

【性味归经】苦、酸，凉。入肝、脾经。

【功效主治】有养血柔肝、缓急止痛、敛阴收汗等功效。常用于阴虚阳亢；血虚；胸腹胁肋疼痛；泻痢腹痛；自汗盗汗；阴虚发热等。

【用量用法】煎服，6~12g。

【新安医家论述】

《本草备要·草部》："苦酸微寒，入肝脾血分，为手、足太阴行经药。泻肝火，安脾肺，固腠理，和血脉，收阴气，敛逆气，散恶血，利小便，缓中止痛，益气除烦，敛汗安胎，补劳退热。治泻痢后重，脾虚腹痛，心痞胁痛，痈肿疝瘕。其收降之体，又能入血海，而至厥阴。治鼻衄，目涩，肝血不足，妇人胎产，及一切血病。又曰产后忌用。"

《医宗粹言·第四卷·药性论上》："白芍药泻脾伐肝，疗血虚腹痛，下痢用炒，而敛汗用生。"

《医宗粹言·第四卷·药性论下》："芍药热水泡半日，切片。酒炒过则不患酸寒伐生气。行血分得酒制尤力大。脾胃不足呕哕者，有用姜炒。"

《治验·痢》："凡痢疾……腹痛必用白芍、甘草。"

《方氏脉症正宗·卷四·药性述要》："白芍药味酸苦微寒。平肝而泻血热，胁下刺痛；养脾能润枯燥，热痢调和。人徒以酸敛为戒，谁知血虚火炎功宜。"

《本草蒙筌·卷二·草部中》："（白芍药）能补能收，酒炒绝妙。若补，酒浸日曝，勿见火。""和血脉缓中，固腠理，止泻痢，为血虚腹痛捷方。"

《医林纂要探源·卷二·草部上》："白者补敛肺气，固腠理。"

【新安医家临床应用举例】

1.胃脘痛

（1）张一尹近川翁，始以内伤外感，过服发散消导之剂，致胃脘当心而痛，六脉皆弦而弱，此法当补而敛之也。白芍药酒炒五钱，炙甘草三钱，桂枝一钱半，香附一钱，大枣三枚，饴糖一合，煎服一贴而瘳。（《孙文垣医案·三吴治验二卷》）

（2）吴鹤洲如夫人，病胃脘痛。请予诊，两手大而无力，皆六至。白芍四钱，一半生一半酒炒，伐肝补脾为君，大甘草二钱一半炙一半生，缓肝补脾为臣，山楂为佐，炒黑山栀仁、五灵脂各一钱，止痛为使，三帖而病愈。（《孙文垣医案·宜兴治验》）

2. 痢疾泄泻

（1）长年累月痢不愈　炒白芍一两，枳壳五分，槟榔五分，车前子一钱五分。四服痊愈。（《慈航集三元普济方·卷四·治久痢应验单方》）

（2）脾泻　一老人厚味伤脾，常常泻泄，亦是脾泻。用白芍、酒炒白术各二两，神曲、山楂各一两，黄芩半两，炒半夏一两为末，荷叶煨饭为丸服。（《古今医统大全·卷三十五·泄泻门》）

3. 身痛

王祖泉乃眷，朝饭后稍寒，恶风发热，遍身疼痛，汗大出不止，口中热，腹中不知饿，小水短，六脉皆涩。以白芍药五钱，白术二钱，桂皮、黄芩各一钱，甘草八分。二帖而汗止，寒热除，减去白术，加当归而遍身痛止。（《孙文垣医案·三吴治验二卷》）

4. 各种血证

（1）咯血　显兄，每辛苦及酒多则咯血数口，脉两寸皆短弱，关尺洪数。此胃中有痰火，而下焦有阴火，由壮年酒色所伤故耳。以丹参、滑石各三钱，白芍药二钱，麦冬、贝母、桃仁、紫菀、牡丹皮各一钱，当归七分，甘草五分煎服而安。（《孙文垣医案·新都治验一卷》）

（2）咯血衄血　白芍药一两，犀角二钱五分　右为末。新汲水调服一钱。血止为限。（《不居集·上集·卷之十四》）

（3）乳胀出血　渔梁胡氏妇，年四十，久不乳，忽内热头昏，两乳作胀，以手捻出鲜血。医用逍遥、归脾，胀甚，血愈多。予曰："脉弦大，肝热也。"用生地、丹皮、生白芍、青皮、泽兰、车前、炒栀子、麦芽，二剂平，四剂愈。（《怡堂散记·卷上·方脉治验随录十五症》）

5. 月经不调

程有望孺人，年逾五十，月汛当止不止，来且甚多，遍身皆痛，手足牵扯而痛，牙疼经年不愈。此气虚血热证也，白芍药二钱，当归八分，人参七分，蒲黄、五灵脂、炒黑侧柏叶各一钱五分，甘草、姜炭各三分，四帖诸症悉减。（《孙文垣医案·新都治验一卷》）

6. 遗尿

尿出不知　白薇、白芍等份为末，每服三钱，空心温酒调服。（《张卿子经验方·妇女》）

【评议】安徽亳州产的亳白芍，产量最大，久负盛名。白芍具有养血柔肝，缓中止痛，敛阴收汗的功效，是治疗各类腹痛泄痢之要药。在新安医籍中常用于治疗胃脘痛，腹痛泄痢，下痢赤白脓血，阴虚发热，遍身疼痛，自汗不止，惊风发搐，疟疾，月经不调，小便遗溺等。如《孙文垣医案》中多次记载了以白芍为君药治疗胃脘痛的病案，在《慈航集三元普济方》中记载了多首以白芍为主药治疗各类痢疾或疟疾的方剂，在《孙文垣医案》

中还记载了以白芍为君药治疗肠风下血和月经不调的病案，在《张卿子经验方》中记载了以白芍、白薇两味药治疗尿出不知的验方等。

九、白菊花

白菊花，为菊科植物菊的干燥头状花序。主产于安徽黄山者称"贡菊"。9～11 月当花盛开时采集。

【性味归经】辛、甘、苦，微寒。归肺、肝经。

【功效主治】有疏散风热，清肝，平肝，明目，清热解毒等功效。常用于风热感冒的发热头痛；风热上扰的头痛目眩，目赤昏花；肝火上炎；肝阳上亢；热毒疮痈等。

【用量用法】煎服，10～15g。

【新安医家论述】

《本草蒙筌·卷一·草部上》："甘菊花，味甘微苦，气平寒，属于金，有水火，可升可降，阴中阳也，无毒。""驱头风，止头痛、眩晕，清头脑第一，养眼血、收眼泪翳膜、明眼目无双，变老人皓白成乌同地黄，酿酒解醉汉昏迷易醒，共葛花煎汤。散湿痹，去皮肤死肌，安肠胃除胸膈烦热，利一身血气，逐四肢游风，腰痛陶陶亦堪主治。"

《医林纂要探源·卷二·草部下》："主明目。目虽肝窍，睛属肾水，水清则明，肝热则昏，行肝之郁，清水之源，是所以明目。清气得以上升，而浊气下降，则头目眩晕可除。此以滋肝木之阴，以泻肺金之涩也。然气味甚轻，非有补养之效，即用以清头目，亦未必可责之一撮之微也。"

【新安医家临床应用举例】

1. 晕

舒四十岁，诊脉浮弦，右寸较甚。头弦不能坐立，必闭目静卧片时始得少愈，称自场屋而起，系谋虑过度，扰动肝风，当考经旨，闭目则行阴阳气，用事阳自潜藏，故静卧得少愈。正谓："诸风掉眩，皆属于肝。"议以甘缓之，以寒清之。

甘菊花、霜桑叶、炒白芍、石决明、女贞子、生甘草、秦皮、西洋参。（《引经证医·卷之三·头眩》）

2. 眼疾

（1）眼黑珠上白点，或成块，或成片　用白菊花四两，甘草四钱，共煎，速服，渣即再煎服之，二剂即消。（《卫生杂录》）

（2）痘人目生翳障　蝉蜕、白菊花等份为末，每服二钱，白汤调，如蜜一匙，食远服，日服二次。（《张卿子经验方·婴儿》）

（3）洗眼方　明珠仙露，冬桑叶四两、甘菊二两、天门冬三两、蝉衣一两、夏枯草二两、石决明三两、大洞果一两。

以上诸药，取露用食指洗眼。（《程敬通医案·明珠仙露》）

3. 疗疮肿毒

（1）疗毒　白菊花四两（少则不效）、甘草四钱、水二碗，酒半碗，煎一碗，温服，然不如生菊花叶捣自然汁为妙。（《经验选秘·卷二·疗毒》）

（2）疗疮恶毒初起　甘菊花捣汁一升，入口神验，垂死即活，冬用根。（《急救须

知·疗疮》）

4. 面部色斑

养容方，白菊花去蒂一两、白蜜三五匙、梨汁半碗、白果肉去衣一两、人乳半盏、白酒酿半盏，先将白菊花、梨汁以好酒煎浓汁，去渣，再将白果捣烂并蜜乳，以上共一处，临卧时抹面上，能去黑粒，老面如童，亦可作粉用，神妙。（《济世全书·汇选增补应验良方》）

5. 须发干燥

治须发干燥，能令润泽：甘菊花二两，川芎、蔓荆子、干柏叶、桑白皮、香白芷、细辛、旱莲草各一两，上咀，每次二两，浆水三碗，煎至二碗，去渣，洗发大妙。（《古今医统大全·卷六十六·面部候》）

6. 其他

（1）产后败血流入心孔，闭塞失音　甘菊花三分、桔梗二分，煎汤化下。（《同寿录·卷之三·胎产》）

（2）酒醉不醒　甘菊花，九月九日采取，阴干为末，清饮调下三钱。（《圣济总录纂要·卷二十二·杂疗门》）

（3）小儿鼻中多涕　甘菊花、炙甘草一两，防风五钱，山萸肉四钱，水煎二钱服，日二。（《圣济总录纂要·卷二十五·小儿门》）

【评议】安徽歙县产白菊花称"徽菊"，相传清代光绪年间，因其迅速治愈了皇宫内流行猖獗且久治不愈的红眼病，从此徽菊名扬京城，成了徽州府每年必须向朝廷进献的贡品，徽菊由此改称贡菊，又因其地处黄山地区，故又称"黄山贡菊"。白菊花在新安医籍中多用于治疗头晕目眩、各种目疾及疗疮肿毒等。例如在清代汪燕亭撰辑的《聊复集》所收载的转光丸、菊花决明散、消痔退云散等诸多方剂中都含有白菊花。还可用于治疗偏身震颤、面部色斑、须发干燥、产后败血流入心孔而致闭塞失音等症。如《济世全甫》中记载了用白菊花为主药制成的美容方，其外用有去黑粒、老面如童之功效，在徐春甫的《古今医统大全》中记载有用甘菊花为主药治疗须发干燥的验方，在清代项天瑞的《同寿录》中有用白菊花和桔梗二味治疗因产后败血流入心孔而致的闭塞失音之症的记载，《本草蒙筌》中谈到菊花有解酒作用，在程林《圣济总录纂要》中载有甘菊花一味治疗酒醉不醒的验方。

白菊花不仅具有药用价值，且因其色香味形俱佳，长期以来，人们一直将其作为日常生活的保健食品而广泛应用。

十、瓜蒌

瓜蒌，为葫芦科多年生草质藤本植物栝楼或双边栝楼的干燥成熟果实。全国大部分地区均有生产，以山东产质量最佳。9月下旬至10月上旬，当果实表面有白粉，并变成浅黄色时，分批采摘。

【性味归经】甘、微苦，寒。归肺、胃、大肠经。

【功效主治】有清热化痰，宽胸散结，润肠通便等功效。常用于肺热咳嗽、痰浊黄稠；胸痹结胸；乳痈、肺痈、肠痈肿痛；肠燥便秘等。

【用量用法】煎服，9~20g；外用：捣敷；或研末调敷。

【新安医家论述】

《本草备要·草部》："甘补肺，寒润下，能清上焦之火，使痰气下降，为治嗽要药。又能荡涤胸中郁热垢腻，生津止渴，清咽利肠，通乳消肿，治结胸胸痹，酒黄热痢，二便不通。炒香酒服，止一切血。泻者忌用。实圆长如熟柿子，扁多脂，去油用。枸杞为使，畏牛膝、干漆。恶干姜，反乌头。"

《怡堂散记·卷上·风痰》："瓜蒌则清而润者矣，宜于秋燥，能知此等界限则用药不杂。瓜蒌一味能发呕，易滑泄，乳儿无用瓜蒌之理。谷食之儿，燥火伤肺，嗽久不止乃可用之。"

《医旨绪余·下卷·胁痛》："夫瓜蒌味甘寒。经云：泄其肝者，缓其中。且其为物，柔而滑润，于郁不逆，甘缓润下，又如油之洗物，未尝不洁。考之本草，瓜蒌能治插胁之痛，盖为其缓中润燥以致于流通，故痛自然止也。"

《医林纂要探源·卷二·草部下》："甘，寒。兼皮瓤合用，以面裹煨。去肺中沉寒积热。主治哮喘痰火，亦通乳汁。"

【新安医家临床应用举例】

1. 咳嗽

一妇，先伤风发热，咳嗽二日，乃分娩，热尚未退，又食鸡汁肉等太早，咳嗽发热愈盛，已八日矣。胸膈胀痛，头痛口渴，大便秘，咳出之痰色黑而臭，小水短少，胁下扯痛，气逆而喘不得卧，左胁不能着席，汗出不止，症甚危急。予以瓜蒌五钱，紫苏子一钱，枳壳、酒芩各六分，前胡、桔梗各五分，粉草三分，生姜三片，水煎饮之，胸膈之痛减半，气喘稍定。次日再进前药，大便用蜜枣导之，热尽退，痛尽减，诸症寻愈。（《孙文垣医案·新都治验二卷》）

2. 燥痰

贝母瓜蒌散，贝母一钱五分，瓜蒌一钱，花粉、茯苓、橘红、桔梗各八分，水煎服。（《医学心悟·卷三·痰饮》）

3. 痰火便秘

温南溪内人，居常大便秘结，面赤，不思饮食，头时眩晕。诊其脉，右关尺滑大有力，此痰火症也。用瓜蒌四钱为君，滑石三钱，枳实二钱，半夏一钱半为臣，萝卜子、姜黄各一钱为佐，两帖愈矣。（《孙文垣医案·三吴治验一卷》）

4. 酒痰

用瓜蒌、青黛蜜丸，嚼化。（《医宗粹言·第八卷·痰》）

5. 胁痛胸痹

（1）胁痛　余弟于六月赴邑，途行受热，且过劳，性多躁暴，忽左胁痛，皮肤上一片红如碗大，发水泡疮三五点，脉七至而弦，夜重于昼，医作肝经郁火治之，以黄连、青皮、香附、川芎、柴胡之类，进一服，其夜痛极，且增热。次早看之，其皮肤上红大如盘，水泡疮又加至三十余粒。医教以白矾研末，并水调敷，仍于前药加青黛、龙胆草进之。其夜痛苦不已，叫号之声，彻于四邻，胁中痛如钩摘之状。次早观之，其红色已及半身矣，水泡疮又增至数百。余心甚不怿，乃载归以询先师黄古潭先生，先生观脉案药方，哂曰：切脉认病则审矣，制药订方则未也。夫用药如用兵，知彼知己，百战百胜，今病势有烧眉心急，叠卵之危，岂可执寻常泻肝之剂正治耶……为订一方，以大瓜蒌一枚，重一二两者，连皮捣烂，加粉草二钱，红花五分，戌时进药，少顷就得睡，至子丑时方醒，问之，已不痛矣。乃索食，余禁止之，恐邪火未尽退也。急煎药渣与之，又睡至天明时，微利一度，复睡至辰时，起视皮肤之红，皆以冰释，而水泡疮亦尽敛矣。后亦不服他药。（《医旨绪余·下卷·胁痛》）

（2）胸痹　瓜蒌实一枚（并瓤子用），枳实五枚（麸炒），半夏四两（姜炒），水煎五钱，入薤白五寸，生姜三片，煎温服，日二。（《圣济总录纂要·卷十一·胸痹门》）

6. 各种痈毒

（1）乳痈、乳岩　黄瓜蒌、当归、甘草各五钱，乳香、没药各二钱半，用好酒三盏，于磁器中，慢火熬至盏半，分为三次，食后服。（《医约·卷之四·产后乳汁门》）

（2）肠痈并乳痈及一切痈疽初起　肿痛即消，脓成即溃，脓溃即愈。神效瓜蒌散，瓜蒌一枚，烂研　生粉草　当归酒洗，各五钱　明乳香　没药各一钱　水煎，热酒冲服如量，渣再煎服，即消。（《医学心悟·卷五·孕妇内痈》）

7. 消渴

深掘大瓜蒌根削去粗皮，切，以水浸五日，取出烂研，细绢绞汁，如作粉法干之，水调方寸匕，日三四服，如牛乳尤好。（《同寿录·卷之二·杂症类方》）

8. 产后乳汁不下

瓜蒌，取大者一枚捣烂，入白酒煎。温服，以效为度。（《圣济总录纂要·卷二十四·产后门》）

9. 其他

口眼㖞斜　用瓜蒌捣烂绞如汁，和荞麦面作饼子，炙令热熨。如正便止，不可太过。（《同寿录·卷之二·急症》）

【评议】瓜蒌具有清热化痰、宽胸散结、润肠通便的功效。在新安医籍中常用于治疗肺热咳嗽气喘，各种痰证如痰浊阻肺、痰饮、酒痰、痰火便秘等；还多用于治疗胸痹、胁痛及乳痈、肠痈、背痈等痈毒肿痛之症。同时，新安医家还常用瓜蒌治疗消渴病，如在《同寿录》《圣济总录纂要》和《古今医统大全》中均有用瓜蒌治疗消渴的记载。除此之外，在《同寿录》中有用瓜蒌单味药治疗口眼㖞斜的记载，在《圣济总录纂要》中记载有用瓜蒌单味治疗产后乳汁不下的验方。

十一、百草霜

百草霜，为稻草、麦秸、杂草燃烧后附于锅底或烟囱内的黑色烟灰。全国各地均产。从烧柴草的锅底或烟囱内刮取，用细筛筛去杂质，置瓶中用。亦可经过水飞后，干燥备用。

【性味归经】苦、辛，温。归肝、肺、脾、胃经。

【功效主治】有止血，消积，解毒散火等功效。常用于吐血，衄血，便血痔漏，崩漏带下，食积，痢疾，黄疸，口舌生疮，咽喉肿痛，臁疮，白秃，头疮，外伤出血等。

【用量用法】煎服，3~9g，包煎。外用：研末撒；或调敷。

【新安医家论述】

《本草备要·金石水土部》："辛温止血。消积，治诸血病、伤寒阳毒发斑、疸膈疟痢、咽喉口舌、白秃诸疮。"

《医林纂要探源·卷三·土部》："辛，苦，温。灶突上烟煤也。泻心降火，去妄热，止妄血，下气消积，行痰。上灶而赤，下灶而黑，辛行苦泄，主泻心安肺，止衄血及诸积瘀积血，降使下行，并治伤寒阳毒发斑，疸热，热膈及咽、喉、口、舌、白秃诸疮，凡火毒已亢者。"

【新安医家临床应用举例】

1.各种出血证

（1）血箭　一仆妇年三十余，素无病。忽左脚肚作痒，以指抓之，毛孔内鲜血一线流出，直射四五尺远，以樽盛之，血流盈樽。又换一大碗盛之，血又盈碗，遂昏晕仆地。其夫急奔求救。余曰：此血箭也。令将百草霜厚掩患处，以布物紧缚住。与补中益气汤一剂……灌下，人渐苏，血顿止。（《医验录初集·下卷》）

（2）产后血不止　用百草霜研细，酒调温服。（《同寿录·卷之三·胎产》）

（3）血崩　百草霜三钱、陈京墨（磨浓）一酒杯、桃枝嫩杪三个、杨柳嫩杪三个（冬月则用嫩枝），捣烂，砂糖煎化，调服立止。（《经验选秘·卷四·血崩》）

（4）肠风下血　百草霜，米饮调下二钱。（《古今医统大全·卷四十二·下血候》）

2.难产

（1）催生方　白芷灰、滑石、百草霜，右为细末，芎归汤或姜汁调服之。（《医宗粹言·第十一卷·求嗣》）

（2）难产胞衣不下　催生散，白芷、滑石、伏龙肝、百草霜、甘草，右为末，用芎归汤，入童便各少许，调服二次立产。（《医约·卷之四·临产调理法门》）

3.鼻疮

（1）脑漏鼻涕臭　百草霜研细，空心冷水调服一钱。（《同寿录·卷之二·杂症类方》）

（2）鼻疮　百草霜三钱，研，水调服。（《张卿子经验方·鼻》）

4.乳蛾

（1）双乳蛾　用皂荚二片、百草霜一钱，为末，冷水调，加清油数点灌下。（《同寿录·卷之二·杂症类方》）

（2）咽喉结块，不通水食　用百草霜蜜和丸芡实大，水化一丸灌下。甚者不过二丸效。（《同寿录·卷之二·杂症类方》）

5.腹痛泄痢

（1）白痢腹痛　用百草霜五钱为末，热酒调，食前服。（《同寿录·卷之二·杂症类方》）

（2）暴泻痢　百草霜末，米饮调下二钱。（《古今医统大全·卷三十六·滞下门》）

6.疮毒蛊毒

（1）蛊毒　用豆豉七粒，巴豆（去皮）二粒，入百草霜一处，研细，滴水，丸绿豆大，以茅香汤吞下七丸。（《医说·卷第六·解毒》）

（2）百疮肿毒　隔纸膏方，百草霜二钱，必用乱草柴者取效，轻粉、黄丹、白蜡、黄蜡各五分，用真香油二两，先将土碗一只盛油煎热，将前药入内一滚为度，退火三日，以油纸敷成膏药，不必发眼。（《订补简易备验方·卷十五·诸疮》）

7. 舌肿

（1）舌肿强　百草霜，好盐各半两，同研匀，表里涂之，立效。（《圣济总录纂要·卷十九·口齿门》）

（2）舌卒中　如猪胞状满口，不治须臾死。用百草霜和酒涂舌下立愈。要乡间烧杂草者。（《经验选秘·卷一·舌卒中》）

8. 其他

白带　用百草霜一两，京墨半两，研末，每用三钱，猪肝一叶批开入药，在内纸里，煨熟，细嚼送下。（《程氏即得方·下卷·白带》）

【评议】历来认为百草霜为百草之精华、精灵之气凝结而成，有止血、消积、解毒散火的功效。在新安医籍中多用于治疗鼻衄、舌上出血、产后出血、崩漏带下、便血、外伤出血等各类血证及难产、鼻渊、鼻疮、乳蛾、喉中结块等病证。如在《医验录初集》和《张卿子经验方》中均记载了百草霜治疗出血不止的病案和验方，《程氏即得方》中有以百草霜为主药治疗白带的验方。在《同寿录》《古今医统大全》和《张卿子经验方》中均有用百草霜治疗鼻渊鼻疮的记载。值得一提的是，新安医家在用百草霜治疗难产时，多与白芷配伍使用，可奏神效。此外，在《医说》和《订补简易备验方》中还有百草霜治疗蛊毒和百疮肿毒的记载，在《同寿录》和《古今医统大全》中均有用百草霜单味药治疗痢疾腹痛的记载，在《圣济总录纂要》中记载有用百草霜单味药治疗舌肿强的方法。

由于本品外观乌黑似墨而令人生畏，而城市难以真正得到经杂草燃烧的百草霜，药店鲜有本品，故受到冷落，现代医者少有用及，其药效难以施展。其实百草霜不仅是血中圣药，而且是外用良药，新安医家最喜用之，当值得现代医家深入研究并继承之。

十二、祁蛇

祁蛇，为蝰科蝮蛇属动物尖吻蝮蛇除去内脏的全体。主产于湖北、安徽、江西等地。取祁蛇，除去头、鳞，切成寸段，或酒炙用。

【性味归经】味甘、咸，性温。有毒。主入肝、脾二经。

【功效主治】有祛风，通络，止痉，攻毒等功效。常用于风湿顽痹，筋脉拘挛，中风口喎，半身不遂，小儿惊风，破伤风，杨梅疮，麻风，疥癣等。

【用量用法】煎服，3～10g；浸酒、熬膏或入丸、散。

【新安医家论述】

《本草备要·鳞介鱼虫部》："甘咸而温。蛇善行数蜕，如风之善行数变。花蛇又食石南（食石南藤、花、叶，石南辛苦治风），故能内走脏腑，外彻皮肤，透骨搜风，截惊定搐。治风湿瘫痪，大风疠癞。"

《本草蒙筌·卷十一·虫鱼部》："味甘咸，气温，有毒。虽有黔土，惟取蕲州。头长小角锋，尾生佛指甲，项绕真珠白点，背缠方胜花纹，因而得名。观之犹异诸蛇鼻生向下，此独鼻向上生（一名褰鼻蛇）。诸蛇死闭眼睛，是则眼开如活。舒蕲连界上杀获，两眼则一开一闭，验此可辨伪真，据理诚难解悟。性毒善螫人足，中者辄自断之，补养已痊，木接代步。又常入人屋壁，腥臭气如烂瓜，人忽闻之，即忙辟逐。得者火上顿曝，务令透干，去净头尾骨皮，渍酒旋饮，止风痛甚速，性窜然而，去风毒弥佳，力倍故耳。癞麻风，白癜风，髭眉脱落，鼻柱塌坏者急求；鹤膝风、鸡距风，筋爪拘挛，肌肉消蚀者速觅。"

《聊复集·卷三·医阶辨药》："蛇行数蜕，故善治风，用其肉之酸寒以逐筋骨之伏风。"

【新安医家临床应用举例】

1. 大麻风（赤口游风、鹅掌风、烂脚风）

蕲蛇酒，蕲蛇（乌梢蛇亦可用，去头尾）一具、生地二两、黄柏、苦参、丹参、菊花、银花、丹皮、赤芍、当归、枸杞子、蔓荆子、赤茯苓、萆薢、百部各一两、秦艽、独活、灵仙各五钱、桑枝一两五钱，上煮好生酒五六斤，退火七日饮。（《医学心悟·卷六·外科症治方药》）

2. 痔漏及一切风证

秘传涤风散，川乌、草乌（并火炮，去皮尖）、苍术（米泔浸）各四两、人参、白茯苓各三钱、两头尖二钱、僵蚕七钱用（纸隔炒）、甘草（炙）三两、白花蛇（酒浸三日，弃酒，火炙，去皮骨）、石斛（酒浸）各一两、川芎、白芷、细辛、当归（酒洗）、防风、麻黄、荆芥、全蝎尾上（焙干）、何首乌（米泔浸，忌铁）、天麻、藁本各五钱，上为细末，每服三分或五分，临卧酒调下，取服同前，若不用酒者，茶清调服，忌多饮酒并一切热物。（《松崖医径·下卷》）

3. 惊风

赵周氏之子三岁惊风瘈疭，体如反张弓，不纳乳食，四肢尽冷，众医莫能措手。族弟善信来云邑主簿李赓藏一方，疗此证如神，急求并力，治药才合，就便以擦儿齿，少顷作哕咳声，手稍转动，自夜至旦，灌两饼，从此平复。赵焚香设誓，将终其身以施人，名蝎梢饼子，用赤足全蜈蚣一条、蝎梢、乳香、白花蛇肉、朱砂、天南星、白僵蚕各半两、麝香三钱，凡八味，砂、乳、麝别研，蛇酒浸去皮骨，取净、南星煨熟、蚕生用，与蜈蝎五者为末，别研三者，和均，酒糊丸，捏作饼，径四分，煎人参，或薄荷，或金银花，磨化一粒，周岁以下者半之，全活小儿不可计。（《医说·卷第三》）

4. 大头天行

黑白散 大头病如神。乌黑蛇（酒浸）、白花蛇（去头尾，酒浸）、雄黄二两、大黄（煨）五钱。为细末，每服一二钱，白汤调下。（《赤水玄珠·第三卷·面门》）

5. 瘰疬

白花蛇散 治九漏瘰疬，发于项腋之间，或痛或不痛。白花蛇（酒浸，去皮骨焙）二两、生犀角二钱、牵牛（半生半炒）一两、青皮五钱，上为末，每服一钱，入腻粉五分，五更糯米饮调服。已时下恶物，乃瘰疬之根也。更候十日，再服一服。忌发风热毒物。已成疮者，一日便见效。（《赤水玄珠·第三十卷·瘰疬门》）

【评议】祁蛇为安徽祁门山区特产，其中产于湖北蕲春者有"蕲蛇""蕲州白花蛇"之称；而产于祁门山区者则被当地称之为"祁蛇"。在古代本草中被称为"白花蛇"，但应与眼镜蛇科动物银环蛇的干燥体"金钱白花蛇"、眼镜蛇科动物金环蛇的干燥体广东"花蛇"、游蛇科动物百花锦蛇的干燥体"广西白花蛇"等相鉴别。对白花蛇的最早记载，可追溯至公元前500年左右战国时期的《山海经》，据说柳宗元《宥蝮蛇文》《捕蛇者说》中提到的"黑质而白章"者即指白花蛇；李时珍也特意为蕲州白花蛇立《蕲蛇传》，可见临床对白花蛇的运用由来已久。祁蛇透骨搜风，截惊定搐，因蛇性数蜕，又喜食石南藤，石南藤有

"逐冷气，排风邪"之功效，故祁蛇可内走脏腑，外彻皮肤。新安医籍记载祁蛇临床治疗大麻风、鹅掌风、惊风掣疭、痔漏、瘰疬及一切风证，无不借其力获痊，为"截风要药"。

十三、附子

附子，为毛茛科乌头属植物乌头的侧根（子根）。主产于四川、陕西，6月下旬至8月上旬挖出全株，摘取子根（附子），即是泥附子，需立即加工为淡附子或炮附子。

【性味归经】 味辛、甘，性热。主入心、肾、脾经。

【功效主治】 有回阳救逆，补火助阳，散寒，止痛等功效。常用于亡阳证，脏腑阳虚，寒侵内外，疼痛等。

【用量用法】 煎服，3～9g，回阳救逆可用18～30g；外用：研末调敷，或切成薄片盖在患处或穴位上，用艾炷灸之。内服宜制用，宜久煎；外用多用生品。

【新安医家论述】

《本草备要·草部》："辛甘有毒，大热纯阳。其性浮而不沉，其用走而不守，通行十二经，无所不至。能引补气药以复散失之元阳；引补血药以滋不足之真阴；引发散药开腠理，以逐在表之风寒；引温暖药达下焦，以祛在里之寒湿。治三阴伤寒，中寒中风，气厥痰厥，咳逆呕哕，膈噎脾泻，冷痢寒泻，霍乱转筋，拘挛风痹，癥瘕积聚，督脉为病，脊强而厥，小儿慢惊，痘疮灰白，痈疽不敛，一切沉寒痼冷之证。助阳退阴，杀邪辟鬼，通经堕胎。"

《聊复集·卷三·医阶辨药》："附子大辛大热，气厚味薄，大补阳气，其性走而不守，得肉桂引之归命门，则大补元阳。其性燥暴，非肾气衰惫勿用…大辛大热，燥暴之性，能行十二经脉，以除表里之寒湿。"

《医宗粹言·药性论上·药性纂》："回阳，引补药以周全，寒厥最捷。"

《医宗粹言·药性论下·制附子法》："生附子、天雄之类，久收必用石灰同罐，不腐。制熟须用童便，一时去皮脐，顺切片，复入黄连、甘草各钱许，同煮数沸，晒干收则久留不坏。"

【新安医家临床应用举例】

1. 眩晕

潜口汪右老令嫂夫人，体素虚。每眩晕，多服参即安。于甲子年六月终旬，忽发眩晕，魄汗淋漓。时右老在省中，其家人以余将束装往省，故不召余治。有医者悉照余旧日所定之方，只除去白术，用参五钱，而汗不少衰，晕不少止，几有欲脱之势。始相彷徨，当晚仍来迎余。余诊其脉，两寸极洪大、极弦急，两尺又极沉微，口内作渴，小便又极多，视其舌，红紫有芒刺。余谓与前此虚症不同，此乃心火亢于上，肾水竭于下，为水火不交之症，想由心事怫郁以至此，询之果然。余思：若权用清心火之味，凉药不久下注，益增肾脏之虚寒；若用温药以补下元，则从上焦经过，下元未受益，上焦已先炎；因思古人云：黄连与官桂同行，能使心肾交于顷刻。黄连既可与官桂同行，又岂不可与附子同行乎？盖附子尤能引地黄滋益肾脏也。遂用黄连、附子各三分，生地三钱，远志七分，甘草四分，茯神、丹皮各八分，枸杞、山萸、白芍各一钱，只用人参一钱。才服一次，汗便敛，晕便止，服复渣药，遂安神得睡，次日不复作晕矣。（《医验录初集·下卷》）

2. 阴证伤寒

乙丑夏日，本县父母靳公一管家病，大发寒热，迎余至署。见其人魄汗淋漓，诊其脉，浮数虚大，按之绝无。其时正将服药，余问此药从何来，云是城中专治伤寒者。余问据此专治伤寒医人，认是何病？答云：彼认是疟疾。余曰：危矣，危矣！彼认是疟，必用小柴胡汤，内必有黄芩，若服此一剂，神仙不能救矣。索方视之，果是小柴胡汤。急令将药倾去，另为立方。用附子、肉桂、炮姜各二钱，白术一钱五分，陈皮、半夏各八分，茯苓、泽泻各一钱，人参四钱。靳公见方惊骇，问如此大热天，奈何用此大热药，则大热天气便不当害大寒病。此乃中阴、中寒之症，即俗所谓阴证伤寒也。不用热药，便不可救；不用大剂热药，亦不能救。力为剖晰，始信服。服后大热遂退，二便俱利，汗少安神，始信心无疑。次日又迎余至，病人又觉发寒，但不似昨日之甚。问余：今又发寒，得非疟乎？余曰：非也，此发厥耳。昨未得热药，故寒战非常，寒退遂大热，所谓厥深热亦深也；昨已服热药，今日寒战遂轻，寒后热亦必轻，所谓厥浅热亦浅也。仍照前药，再与一剂。次日，果不复寒热。若是疟疾，岂能二发即止乎？仍如前重剂，嘱服五日，方能进粥食。然后各减其半，加当归，服十日而痊。靳公因叹为认病如神。（《医验录二集·卷之一·伤寒》）

3. 忽然口不能言

附子研末，吹入喉中即愈。（《经验选秘·卷一》）

4. 背热如火

此虚火也。生附子研末，口水调敷两足心。（《经验选秘·卷一》）

5. 脚冷如冰

生附子二钱　好酒曲三钱，共为末，烧酒调敷足心甚妙。（《经验选秘·卷一》）

6. 痛风、血风、身上瘙痒

张氏附子酒，治妇人痛风、血风、身上瘙痒，生附子（不去皮）重一两、皂角刺二十一枚、黑豆一合，上咀，分为二处，用好酒二瓶，入上件药，慢火辉，候干过半，二瓶合作一瓶，密封泥头，经二宿，每服一盏，温服，无时，病愈则止。（《古今医统大全·卷八十二·妇科心镜上》）

7. 子死难下

附子汤　治子死腹中，产后气寒，胎血凝沍，子死难下。破寒，堕胎。附子大者一枚（生，去皮脐，切十片）、生姜五片，水煎，稍热服。经时不下，服桂心汤。（《圣济总录纂要·卷二十四·产难门》）

8. 产后大便不通

中和散，治产后大便不通，及老少皆可服。附子（去皮脐）、大黄一两（同上俱半生半炒），共末。临卧饮下二钱，日二。（《圣济总录纂要·卷二十四·产后门》）

9. 白带腥臭

桂附汤，治白带腥臭，多悲不乐，大寒。肉桂一钱、大附子三钱、黄柏、知母各五分，如少食常饱，有时似腹胀，加白芍药五分；如不思饮食，加五味子二十枚；如烦恼，面上麻木如虫行，乃胃中元气极虚，加黄芪一钱、人参七分、炙甘草二分、升麻五分，作一服，水二钟，煎至一钟，食远热服。（《赤水玄珠·第二十卷·调经门》）

【评议】附子具回阳救逆，散寒除湿之功，可用于阴盛格阳，大汗亡阳，吐泻厥逆等一切沉寒痼冷等病证。附子具有强烈毒性，《医宗粹言·药性论下·制附子法》就提出炮制附子须与甘草等"同煎数沸"，可降低附子毒性。而《圣济总录纂要》以附子汤治疗子死难下，采用附子、生姜配伍，张仲景四逆汤中即如是配伍，历来有"附子无姜不热"之说。

新安医籍中记载了不少治疗阴证伤寒的病案，打破了"夏月不可用热药"的禁忌，且为发挥回阳救逆的功用，常用重剂，代表医家如吴楚、程文囿、郑重光等。如《医验录二集·卷之一·伤寒》记载一女子中寒证，重用生附子，乃舍时从证之用。但新安医家也并非一意重用附子，如许豫和就曾指出临床需辨证施用，"一生用药惟桂、附最慎……桂、附虽慎，认症的确，予亦何尝肯废，但不敢轻用耳。然见有常服者，与予之服知、柏同。人之禀赋，本自不齐，药为补偏救弊而设，然求之桂、附之体，则百中不过一二。"

另外，附子在新安医案中治疗颇广，如疟疾、痹痛、鼓胀、难产、白带腥臭及外科疾患等，流传了许多单方、验方。如《经验选秘》中记载一则治疗"忽然口不能言"案，以附子研末，吹入喉中即愈；此外还记载了两则分别治疗背热如火与脚冷如冰的病案，均用生附子一味，研末调敷足心，皆能取效，耐人寻味；《圣济总录纂要》中以附子配大黄，名曰中和散，苦辛通降，可治产后大便不通，深得仲景"大黄附子汤"之意。

十四、细辛

细辛，主要分辽细辛和华细辛。辽细辛主产于东北三省；华细辛主产于陕西、山东、安徽等地。多为野生，也有栽培品种。生长3~6年，9月中旬挖出全部根系。

【性味归经】味辛，性温，小毒。主入肺、肾、心经。

【功效主治】有祛风散寒，温肺化饮，止痛，通窍等功效。常用于风寒表证，风湿痹痛，痰饮咳喘，鼻塞，鼻渊，头痛，牙痛口疮等。

【用量用法】煎服，1~3g；研末，0.5~1g。外用：适量，研末吹鼻、塞耳、敷脐；或煎水含漱。

【新安医家论述】

《本草备要·草部》："辛温散风邪，故诸风痹痛、咳嗽上气、头痛脊强者宜之。辛散浮热，故口疮喉痹、鼻渊齿䘌者宜之。辛宜肝胆，故胆虚惊痫、风眼泪下者宜之。水停心下则肾燥，细辛之辛，能行水气以润之。虽手少阴引经，乃足少阴主药，能通精气、利九窍，故耳聋鼻䘈、倒睫便涩者宜之。散结温经，破痰下乳，行血发汗。然味厚性烈，不可过用。味极辛。产华阴者真。拣去双叶者用。恶黄芪、山茱。畏硝石、滑石。反藜芦。"

《喉科白腐要旨·下卷·药性辨》："气温大辛，为手少阴引经之药，开关通窍，治风寒喉闭，虽曰少阴之脉循络咽喉，而肺燥咽痛及白腐者皆不可用，其辛散太过，涉虚者尤为不宜，北细辛真者甚少，或云苇芦茎为之。"

《聊复集·卷三·医阶辨药》："细辛，大辛而温，入肝胆，补胆气之不足，治胆虚惊痫病……入少阴，散风寒湿之外邪，又能散浮热，治口齿诸病……辛润肾燥，通耳窍，利溺涩。"

《方氏脉症正宗·卷四·药性述要》："味辛性温。主头痛风寒湿痰；理鼻塞下气破结。"

【新安医家临床应用举例】

1. 咳嗽

壬戌夏月，过石桥肆中。一仆妇年二十余，咳嗽四个月，月事两月不通，痰中有血，服药愈甚，群目为痨证不治矣。余诊之，右寸沉紧，左关弦洪。余曰：此由受寒起，寒闭入肺，不得宣通，辄以为痨而滋之、润之，寒愈不得出，则嗽愈甚。今本非痨，久之嗽虚，则成真痨矣。此痨之由医而成者也。其经闭者，由嗽久气从上提，故不下行，与血枯经闭者不同。余为定方：用细辛、苏梗、前胡、半夏曲、茯苓、橘红、甘草、桔梗、苏子、丹皮、牛膝、桃仁。嘱服四剂，四剂未服毕而嗽全止，经亦通矣。（《医验录初集·下卷》）

2. 中风

暗风卒倒，不省人事，细辛末吹鼻即苏，得效。（《急救须知·内科·风痰诸中》）

3. 鼻痈有息肉

细辛散：治鼻痈有息肉，不闻香臭。北细辛、瓜蒂各等份，为末绵裹如豆大，塞鼻中。（《诸证析疑·卷三·鼻病》）

4. 远行健步

细辛、防风、白芷、草乌各等份，共为细末。凡人将行远路者，先将脚底内用水微喷湿，将此药掺匀于内，虽日行数百里，脚不肿痛。（《经验选秘·卷一》）

5. 痄腮

丹溪治两腮肿。用细辛、草乌等份，为末，入蚌粉，以猪脂调敷，口含白梅置腮边，良久，肿退出涎，患立消矣。消时肿必先向下。（《赤水玄珠·第三卷·面门》）

【评议】细辛具有散寒祛风、止痛、温肺化饮、通窍的功效。新安医籍中对于细辛治疗风寒咳嗽的记录甚多，如《医验录初集》中所载数案；另外，《急救须知》所载细辛末吹鼻；《医学心悟》所载搐鼻散，均可治疗中风卒倒，取其能开关通窍之用。《经验选秘》中用细辛与防风、白芷、草乌等份为末，调敷脚底，可使人远行健步；《赤水玄珠》载丹溪方，以细辛、草乌治疗痄腮，用法较有特色。而《医宗金鉴·眼科心法要诀》治疗眼疾处方百余首中，用细辛者则达42首之多，取其"辛入肝胆"，能"通精气、利九窍"之效。但细辛有小毒，且味厚性烈，辛散太过，《喉科白腐要旨》就曾指出，"肺燥咽痛及白腐者"不可用；许豫和也称"细辛一味，非东南分野之药。真少阴证，仲景麻黄附子细辛汤用之，余无敢用者。迩来喉科每轻用细辛，予曾见服细辛者几人皆咽喉糜烂而死。不知药性之利害，罔人性命。哀哉"。

十五、桑叶

桑叶，为桑科植物桑的叶。全国各地有栽培，以育蚕区产量较大，如江苏、浙江，新安地区亦盛产。10～11月间霜后采收。

【性味归经】味苦、甘，性寒。主入肺、肝二经。

【功效主治】有疏散风热，清肺润燥，清肝明目，平抑肝阳等功效。常用于风热感冒，肺热燥咳，肝热（风热、肝火、肝阳）循经上扰而致的目赤肿痛、头目眩晕等，肝火上炎，肝阳上亢等。

【用量用法】煎服，5~10g；外用煎水洗或捣敷。肺燥咳嗽多用蜜炙桑叶。

【新安医家论述】

《本草蒙筌·卷四·木部》："采经霜者煮汤，洗眼去风泪殊胜。盐捣敷蛇虫蜈蚣咬毒，蒸捣罯扑损瘀血带凝。煎代茶，消水肿脚浮，下气令关节利；研作散，汤调，止霍乱吐泻，出汗除风痹疼。炙和桑衣煎浓，治痢诸伤止血。"

《本草备要·木部》："甘寒，手足阳明之药。大肠、胃。凉血刀斧伤者，为末，干贴之妙。燥湿，去风明目。采经霜者煎汤洗眼，去风泪；洗手足，去风痹。桑叶、黑芝麻等份，蜜丸、名扶桑丸，除湿去风，乌须明目。以五月五日、六月六日，立冬日采者佳。一老人年八十四，夜能细书，询之云：得一奇方。每年九月二十三日，桑叶洗眼一次，永绝昏暗。"

《本草衍句·药性木部附果部》："清肺敛神，凉血燥湿（能除水肿脚气）。明目祛风，赤眼下泣；除寒热风痛，出汗盗汗。尤宜治劳热咳嗽，吐血宿血能理（得麦冬治劳热，得生地、阿胶、石膏、枇杷叶治肺燥咳血）。桑叶代茶，能止消渴。"

《山居本草·卷四·果部》："性温，味甘苦，主治劳热咳嗽，明目长发，除寒热出汗，炙熟煎饮代茶止渴。煎浓汁服能除脚气水肿，利大小肠，通关节，下气。嫩叶煎酒服，治一切风。蒸丸捣罯，风痛出汗，并扑损瘀血。挼烂涂蛇虫伤。研汁治金疮及小儿唇吻疮解蜈蚣毒。干叶煎汁，止霍乱腹痛吐下。鸡桑叶煮汁熬膏服，去老风宿血。"

《喉科白腐要旨·下卷·药性辨》："甘寒，手足阳明之药。凉血清热，经霜者治嗽，如音哑勿用。"

【新安医家临床应用举例】

1. 洗眼盐方

盐一两、桑叶五分、谷精草七分、防风五分、薄荷三分。将各药煮净汁和入盐内焙干，每日漱口擦齿，吐掌中洗目，既可坚齿，又可保目，久久行之，所益甚大。（《眼科秘方》）

2. 盗汗

严州山寺有一游僧形体羸瘦。饮食甚少，每夜就枕遍身出汗，迨旦衣服皆透湿，如此二十年，无复可疗，唯待尽耳，监寺僧曰：吾有药绝验，为汝治之三日宿疾顿愈，遂并授以方。乃单用桑叶一味，乘露采摘，控、焙干，碾为末，二钱空腹米饮调，或值桑落干者亦堪用，但力不如新者。按本草亦载桑叶主止汗，其说可证。（《医说·卷第五》）

3. 疮疥

一族兄卖水为生，好酒，夏月卧处常湿，病寒热旬日，遍身发出疮疥，一疮中生一虫，痒不可耐，以针挑取，小者如粟，大者如米。或令以鸡蛋摊饼贴之，不能遍。江藕塘先生命采桑叶一石，晒干铺楼板，夜卧其上。桑叶能去风湿，虫闻桑香，尽皆钻出，再以黄柏、苦参作汤浴之，数日而愈。医者意也，此不药之药也。（《怡堂散记·卷上·见闻事实录四》）

4. 头眩

舒，四十岁，诊脉浮弦。右寸较甚，头弦不能坐立，必闭目静卧片时得少愈，称自场屋而起，系谋虑过度，扰动肝风，当考经旨，闭目则行阴阳气，用事阳自潜藏，故静卧得少愈。正谓："诸风掉眩，皆属于肝。"议以甘缓之，以寒清之。甘菊花、霜桑叶、炒白芍、石决明、女贞子、生甘草、秦皮、西洋参。(《引经证医·卷之三·头眩》)

5. 咳嗽

施左，气候寒暄失常，往往易感，头脑昏蒙，鼻窍不利，即由于此。但鼻为肺窍，与喉息相关所以咳嗽亦常有之，且一咳即缠绵难愈，今喉痒而咳痰不爽，日来曾见血少许。治以轻宣润降。

冬桑叶钱半、杏仁(去皮尖)二钱、丝瓜络(不去子)三钱、甘草(炙)一钱、生薏仁三钱、茯苓二钱、瓜蒌衣二钱、白前钱半、紫菀钱半、款冬花(炙)钱半、仙鹤草(炒)二钱、藕节(炒)三钱。(《王仲奇医案·咳嗽》)

【评议】新安地区因其特定的地理环境和气候条件，所产桑叶量大质良，医家亦常习用。桑叶除疏散风热、清肺润燥、平肝明目外，在新安医籍中尚记载桑叶有止汗、治消渴、止霍乱吐泻、除风痹疼痛、消水肿脚气，外用治虫蛇咬伤及乌须发等作用。《医说》中有用一味桑叶治顽固盗汗的生动记载，《山居本草》《眼科秘方》中更有桑叶外用洗眼明目的验案，《怡堂散记》中描述的桑叶治疮疖可作为疥疮治疗的参考。至于桑叶治外感或肺燥咳嗽、肝阳上亢的头眩耳鸣等疾病，新安医家应用颇为娴熟，医案中常可见。

十六、黄芪

黄芪，为豆科黄芪属植物蒙古黄芪和膜荚黄芪的根。主产于内蒙古、山西地等，种后2~3年，于9~11月或春季冬芽萌动前采挖。

【性味归经】味甘，性温。主入肺、脾经。

【功效主治】有益气升阳，益卫固表，利水消肿，托毒生肌等功效。常用于一切气虚血亏之证，尤其是脾肺气虚；水肿；痈疽脓成难溃或久溃不敛等。

【用量用法】煎服10~15g，大剂量可用至30~60g。

【新安医家论述】

《本草备要·草部》："甘温。生用固表，无汗能发，有汗能止，温分肉，实腠理，泻阴火，解肌热；炙用补中，益元气，温三焦，壮脾胃，生血生肌，排脓内托，疮痈圣药。痘症不起，阳虚无热者宜之。为补药之长，故名耆。皮黄肉白，坚实者良。入补中药槌扁，蜜炙；达表生用。茯苓为使。恶龟甲、白鲜皮。畏防风。"

《本草蒙筌·卷一·草部上》："味甘气微温，气薄味厚，可升，可降，阴中阳也，无毒，种有三品，治无两般。按：参芪甘温俱能补益，证属虚损，堪并建功，但人参惟补元气，调中；黄芪兼补卫气实表……如患内伤脾胃衰弱，饮食怕进，怠惰嗜眠，发热恶寒，呕吐泄泻，及夫胀满痞塞，力乏形羸，脉息虚微，精神短少等证治之，悉宜补中益气，当以人参加重为君，黄芪减轻为臣，若系表虚腠理不固，自汗盗汗渐至亡阳，併诸溃疡，多耗脓血，婴儿痘疹未灌全浆，一切阴毒不起之疾治之。"

《方氏脉症正宗·卷四·药性述要》："味甘微温。补元阳而定喘，充肤敛汗；开胃口以进食，虚寒下陷。生用走表托汗，肿毒升散。"

【新安医家临床应用举例】

1. 毒脓

闵文川先生，肛上生一肿毒，月余脓溃矣，但稍动则出鲜血不止，大便结燥，胸膈饱胀，饮食不思。脉两寸短弱，关弦，尺洪滑。此气虚血热，陷于下部。法宜补而升提也者，不然痔漏将作，可虑也。黄芪二钱，归身、地榆、槐花、枳壳各一钱，升麻、秦艽各七分，荆芥穗五分，甘草三分，服后胸膈宽，惟口苦甚，前方加酒连、连翘各五分而愈。（《孙文垣医案·三吴治验二》）

2. 咳嗽

李元亮书吏也，因书写过劳，秋杪忽咳嗽火上逆，头面皆赤。前医苦寒直折，随吐粉红白血如肺肉，则火愈上逆，一日三五次。火一逆则遍身皆赤，咳嗽益甚，间有白血，头面汗多。余往诊之，两手脉大而数，重取全无神力。若以失血之后，见此数大之脉，则为逆证，咳白血亦属不治。病者云："卧则不咳，坐起则咳甚。"余熟思之，久视伤血，书写伤力，此气中虚火，宜人参、黄芪、甘草以退之，所谓虚火宜补。误用苦寒，虚以实治，则火愈炽。坐起咳甚，肺虚也。脉大无力，所谓劳则彰，亦气虚也。多汗面赤乃虚阳上泛，非阴虚之火。遂用大剂黄芪为君，人参、当归、白芍、麦冬、五味子、甘草为臣佐，一剂汗收脉敛，三剂火息咳止。如此滋补，一月方能起床。火之阴阳，可不辨哉！（《素圃医案·卷三·男病治效》）

3. 头风痛

宪卿家伯，母体康健，常患头疼，甚则头筋高起，脉多洪大，其最盛者在左关，往时悉以疏风去火之药，用数剂而平，然遇触即发，如此者，一二十年，及六旬外，一病月余，服前疏风清凉药，皆不效。头右边痛更甚，右面皆肿，右鼻窍塞，气息不通，昼夜呻吟，诊脉虽浮大，按之空虚，予曰：此久病致虚之故，照前法治之则左矣，人咸谓诸痛宜通，而不宜补，且鼻又塞，非补益明，不知鼻塞面肿者，非实也，久病人虚气弱，不能以行其经络，致令诸药不应，宜用借补法以通之，鼻气通则病可减，用黄芪二钱、木通八分、川芎、辛夷各七分、白芷六分、甘草五分、细辛、羌活、柴胡、前胡、干葛各四分、酒炒升麻一钱、生姜三片、连须葱白二根、水二钟，煎一钟，热服，覆被卧，躁扰不安，再延予至，见其举室惊惶，予曰：无伤，此药力与邪相斗耳，少时鼻气忽通，而肿即消，头痛亦少安，再用清补药而愈，左右问其故，又何不用参，而单用芪？夫人参味纯和，守中之品，不似黄芪，禀雄健之资而骤补，再重用升麻升提，引诸清上利窍之药上行，则得之矣，古人亦有用此治法者，从丽泽汤化来。（《程原仲医案·卷二·头风痛》）

4. 泄泻

左，六月十二日方。受盛不司秘别，二便易位。琥珀末一钱、酒炒黄芪三钱、茅桔梗一钱、苓片三钱、米炒于术二钱、瓜蒌子二钱，空心温服。（《程敬通医案·二便易位》）

5. 胎动不安

黄芪汤，气虚胎动腹痛下水。糯米一合、炙黄芪、川芎各一两，水煎，分三服。（《赤水玄珠·第二十一卷·胎动不安》）

【评议】历代因黄芪与人参皆为补气佳品，常相配伍，其鉴别使用与配伍比例备受重视。《程原仲医案》中将二者作了临床鉴别运用，认为人参"味纯和，守中之品"，而黄芪

"禀雄健之资而骤补"；陈嘉谟在《本草蒙筌》奉"绵芪"为道地药材，描述其特征为"直如箭杆，皮色褐润，肉白心黄，折柔软类绵，嚼甘甜近蜜"，并对黄芪和人参的配伍变化与应用，提出独到见解，"黄芪为君，人参为臣，治表虚自汗亡阳，溃疡痘疹阴疮；若人参为君，黄芪为臣，偏于走里，治内伤脾胃，发热恶寒，吐泻倦怠，胀满痞塞，神短脉微"，认为黄芪与人参为伍，黄芪量大为君，可领人参走表，人参量大为君，则领黄芪入里。

郑重光在《素圃医案》中治疗咳嗽一案中，记载一书吏"秋杪忽咳嗽火上逆，头面皆赤"，但"两手脉大而数，重取全无神力"，诊断此为"气中虚火"，不可误用苦寒，应"虚火宜补"，遂用大剂黄芪为君，率生脉、归、芍等取效，明确提出使用黄芪必须辨"火之阴阳"，条分缕析，发人深省。

此外，仲奇先生遣药法活机圆，擅于调治脾胃，《王仲奇医案》中黄芪使用频率之高是其用药特色之一；《赤水玄珠》中以浓煎黄芪汤，治疗产肠不收，"浸之即收"较有特色；《程敬通医案》以黄芪组方治疗气虚之泄泻、痢疾等。黄芪治疗元气大伤、妊娠下痢、毒脓痈结、咳嗽肺痿等属气虚血亏等证型的医案，在新安医案中处处可见。

十七、萝卜子

萝卜子，即莱菔子，为十字花科植物萝卜的种子。全国各地普遍栽培。夏季果实成熟时采收。

【性味归经】性平，味辛、甘。归肺、脾、胃经。

【功效主治】有消食化积、行气除胀、降气化痰等功效。常用于食积气滞胀痛，咳嗽痰多胸满等。

【用量用法】煎服，6~10g。生用吐风痰，炒用消食下气化痰。

【新安医家论述】

《本草蒙筌·卷六·菜部》："劫咳喘下气，攻城倒壁冲墙。水研服即吐风痰，醋研敷立消万毒。"

《本草备要·谷菜部》："辛入肺，甘走脾，长于利气，生能升，熟能降。升则吐风痰，散风寒，宽胸膈，发疮疹。降则定痰喘嗽，调下痢后重，止内痛。皆利气之功。"

《山居本草·卷三上·菜部》："性平，味辛。主治长于利气，生能升，熟能降。升则吐风痰，散风寒，发疮疹。降则定痰喘咳嗽，调下痢后重。止内痛逐痰，有推墙倒壁之功，消食除胀利小便。研汁服吐风痰，同醋研消肿毒。"

【新安医家临床应用举例】

1. 咳嗽

齁喘痰促遇厚味即发者，萝卜子淘净蒸熟晒研，姜汁浸蒸饼丸绿豆大，每服三十丸，以口津咽下，日三服。（《程氏即得方·上卷·咳嗽》）

2. 胀满

萝卜子研汁，砂仁不拘多少，以萝卜子汁浸透炒干，又浸又炒，不厌多次，愈多愈妙，为细末，每服一钱，米饮下。治气胀、气蛊等病如神。（《赤水玄珠·第五卷·胀满门》）

3. 哮喘

萝卜子淘净、蒸熟、晒干为末一两，猪牙皂角烧存性三钱。用生姜汁浸蒸饼丸，如小绿豆大，每服三五十丸，咽下。劫喘以姜汁炼蜜，如梧子大，每服七八十丸，噙下止之。（《赤水玄珠·第七卷·喘门》）

4. 痰积

李古愚先生，每食后即大便，腹皮稍胀急，胸膈饱闷。医与参术则痞闷愈甚，小水清而长。予脉之，左寸涩，右寸滑，按之如黄豆大，且鼓指，关尺之脉皆弦小，左尺脉迢迢有神气。据脉乃积痰郁滞于肺莫能出，以致大便之气不固也。法当效丹溪治乃叔用吐，吐去上焦痰积，而大便自实矣。先用苦梗、萝卜子各三钱，白豆仁、橘红、山栀仁各一钱，川芎五分，生姜三片，葱三根，水煎服之，取吐，服后半小时许，恶心，吐出清痰，心恶之势虽有，乃痰积胶固，犹不易出。又以萝卜子一合，擂浆水，加蜂蜜，与半碗饮之，始吐出胶痰二碗余。平日每小水则大便并行，吐后小水始能独利，连行三四次，而胸腹宽舒。（《孙氏医案·二卷·三吴治验》）

5. 食积痰嗽

杏仁、萝卜子各二两，为末，粥丸服。（《赤水玄珠·第七卷·咳嗽门》）

6. 中风

治中风筋急口噤牙关不开不能进药者，莱菔子、皂角各二钱以水煎服取吐。（《简便验方·卷一·中风中痰中气》）

7. 痘后浮肿

痘靥之后，失于调理，或伤饮食，或伤风湿，致伤脾土，湿胜而为肿也。

用萝卜子、壳蒲芦煎汤洗之立消。（《赤水玄珠·第二十七卷·痘后浮肿》）

8. 便秘

治大便秘结至极，昏不知人。萝卜子一合研碎、皂荚烧研末，冷水调二三钱服。（《同寿录·卷之二·大小便溺》）

【评议】萝卜子在新安江流域产量颇丰。新安医家用于消食除胀、降气化痰十分娴熟，如《赤水玄珠》记载治疗食积痰嗽、哮喘，用萝卜子取吐治疗积痰郁滞于肺等。此外《简便验方》还用萝卜子治疗中风牙关不开不能进药；《同寿录》治疗严重便秘。萝卜子因其功效显著，故有"冲墙倒壁"之称，有破气之嫌，临床习惯用于治疗实证。然而，孙一奎《赤水玄珠》治疗痘后浮肿就非单纯实证，而有脾土亏虚者。萝卜子性属和平还是峻猛，一向有异议，从其消积化滞、祛痰降气功效而言力当迅疾，然其助脾运化、行气畅中则又有利于正气之匡扶，因此虚证用之，获效亦佳。以此而言当不可囿于"冲墙倒壁"之说而弃之不用。

十八、绿萼梅

绿萼梅，为蔷薇科梅属植物绿萼梅的花蕾。主产于江苏、浙江等地。冬末至次年早春采摘初开放的花朵入药。

【性味归经】味微酸、涩，性平。归肝、胃经。

【功效主治】有疏肝和胃，理气化痰等功效。常用于肝胃气滞之胁肋脘腹胀痛，痰气互阻之梅核气等。

【**用量用法**】煎服，3～6g；外用：敷贴。

【**新安医家论述**】

《本草备要·果部》："（梅花）解先天胎毒、痘毒。酸涩平。清香，开胃散郁，止渴生津，解热涤烦。得先天气，助清阳上升，清肺气，去痰壅。解胎毒痘毒要药。"

《山居本草·卷四上·果部》："味微酸涩。梅花汤：用半开梅花，溶蜡封花口，投蜜罐中，过时，以一二朵同蜜一匙点沸汤服。又蜜渍梅花法：用白梅肉少许，浸雪水，润花露一宿，蜜浸荐酒。又梅花粥法：用落英入熟米粥，再煮食之。杨诚齐有蜜点梅花带露餐，又脱蕊收，将熬粥吃之。皆取其助雅致，清神思也。"

【**新安医家临床应用举例**】

1. 唇上生疮

白梅瓣贴之，神效。如开裂出血者即止。（《赤水玄珠·第三卷·口门》）

2. 痘疹

痘已出未出，不起不发，隐在皮肤，并治麻症斑症。梅花一两，桃仁、辰砂、甘草各二钱，丝瓜五钱。为末，每服五分，参苏汤下。（《赤水玄珠·第二十八卷·妇女痘》）

3. 月经不调

沈右，平湖，九月初七日。血虚肝亢，气失疏泄，经行常趱，带下颇多，小腹膨胀拘急，腰酸，头眩，心悸，大便难，脉弦涩。当疏肝之气，养肝之血。

绿萼梅八分、白蒺藜三钱、白芍（炒）二钱、茯神三钱、续断（炒）二钱、当归身（蒸）二钱、金钗斛二钱、条芩（酒炒）一钱二分、丹参二钱、乌鲗骨（炙黄）三钱、火麻仁（杵）三钱、白鸡冠花一钱二分。

二诊，十月十一日。经事已调，带频如旧，少腹膨胀拘急较愈，腰酸、头弦、心悸稍安，唯胃纳未健。春来曾经失血。仍拟疏肝气，养肝血。

绿萼梅八分、白芍（炒）二钱、金钗斛二钱、丹参二钱、茯神三钱、条芩（酒炒）一钱、粉丹皮（炒）钱半、橘络八分、白蒺藜三钱、野料豆三钱、女贞子三钱、代代花七朵、白鸡冠花一钱。（《王仲奇医案·月经不调》）

【**评议**】梅花有许多品种，其中入药多用绿萼梅（又称白梅花）。新安医籍的记载中，绿萼梅既可食用也可药用、既可内服也可外用，这些可见于《山居本草》《王仲奇医案》《赤水玄珠》等著作中。因其药性平和，理气不伤阴，故新安医家在兼有气行不畅的病证中每在处方的基础上用之，几成惯例。

十九、黑料豆

黑料豆，为豆科植物大豆的黑色种子。原产我国东北，现河南等亦有种植。

【**性味归经**】味甘，性平。入脾、肾经。

【**功效主治**】有消肿下气，润肺燥，活血利水，祛风除痹，补血安神，明目健脾，补肾益阴，解毒等功效。常用于水肿胀满，风毒脚气，黄疸浮肿，风痹筋挛，盗汗，痈肿疮毒，肾虚等。

【**用量用法**】煎服，30g；也可研末、煎汁外用。

【新安医家论述】

《本草蒙筌·卷五·谷部》："味甘，气平。无毒。和桑柴灰汁煮，下水蛊肿胀，瘀血积胀如神，同生甘草片煎，解饮馔中毒，丹石药毒立效。和饭捣，箍痈肿消肿，妇人阴户肿也可纳之；煎水饮，杀鬼疰止痛，脚膝筋挛痛，勿杂服之。炒研豆屑，汤调下咽。消食免膨，驱热除痹。又炒黑烟未断，乘热投淋酒中，主瘫痪风痹噤牙，理产后风中抽搐。以水渍生芽蘖，去湿痹筋骨挛痛，散五脏胃气结积。"

《本草衍句·药性各部》："补肾镇心，利水散热。下气祛风，解毒活血。中风口㖞，头痛头风，破伤中风口噤，风入脏中，身面浮肿，新久水肿，俱用豆淋酒方（用大豆三升，熬煮，至微烟出，入瓶中以酒五升沃之，经一日以上，服酒一升，温覆令少汗出，身润即愈）。肝虚目暗，迎风下泣，用腊月牯牛胆盛黑豆，用悬风处，取出，每夜吞七粒，久久自明。天蛇头，指痛臭甚者，黑豆生研末，茧内笼之。肾虚消渴难治，黑豆炒、天花粉等份为末，和丸，煤黑豆汤下七十丸，名救活丸。"

《本草备要·谷菜部》："补肾、解毒。甘寒。色黑属水似肾，肾之谷也。豆有五色，各入五脏。故能补肾，镇心，肾水足，则心火宁。明目，肾水足，则目明。利水下气，古方治水肿，每单用或加他药。散热祛风，炒热酒沃饮其汁，治产后中风危笃，及妊娠腰痛，兼能发表，（千金云）一以去风，一以消血结。活血，（产书云）熬令烟绝，酒淋服，下产后余血。解毒，苏颂曰古称大豆解百药毒，试之不然，又加甘草其验乃奇。消肿止痛。捣涂一切肿毒，煮食稀豆疮。紧小者良。小者名马料豆，每晨盐水吞，或盐煮食，补肾。畏五参、龙胆、猪肉，忌厚朴。犯之动气。得前胡、杏仁、牡蛎、石蜜诸胆汁良。"

【新安医家临床应用举例】

1. 疫疠发肿

大黑豆二合炒熟，炙甘草一钱，水一碗煎汁，时时饮之，靖康二年春京师大疫，有异人传此方用之悉愈。（《简便验方·卷一·瘟疫》）

2. 中酒毒

饮酒中毒经日不醒者，用黑豆一升煮取汁，温服一小盏，不过三服即愈。（《医说·卷第四·中毒》）

3. 阴毒伤寒

阴毒伤寒危笃者一时无药，用黑豆一合炒，令黑烟起，入水二钟煎一钟，热服或灌之吐则服饮，汗出阳回即跟苏。（《简便验方·卷一·中寒伤寒瘟疫》）

4. 治风痉，昏迷吐沫，不知人事，产后中痉

黑豆炒焦，好酒淬淋清汁一盏，入独活三钱，煎七分，温服，再继服以瘥为度。痉病，身热足寒，头项强急，恶寒时头热而赤，独头摇动，卒口噤，背反张者是。（《订补简易备验方·卷一·中风》）

5. 妇人血崩

黑马料豆（炒研）三钱，小麦（炒研）三钱，老丝瓜连子三钱，十字街心土（火煅）三钱，共为末空心茶送下三钱，不数服即愈。（《集古良方·卷之十·妇人门》）

6. 胎前痢疾

治妊娠下痢赤白灰色，泄泻，疼痛，垂死者。黑豆三十五粒，栗壳（半生，一半炒）

二两，甘草（半生，半炒）二两。上药加姜三片，水煎，食前服，神效。（《赤水玄珠·第八卷·痢门》）

7. 治蛇头指丁，痛不可忍，臭不可闻

生黑豆为末，用黄栀子壳纳豆末，笼缚指头上即安。（《订补简易备验方·卷十五·诸疮》）

8. 眼目昏花

黑豆一升，枸杞四两。同煮，取豆揩之。（《经验选秘·卷一·眼目昏花》）

9. 顿咳血眼

用生地黄、黑豆湿研成膏，掩眼上，其血皆自眼泪而出，效。（《治验·复论顿嗽》）

【评议】黑豆主要有消肿下气、润肺燥热、活血利水、祛风除痹、补血安神、明目健脾、补肾益阴、解毒的功效，是新安医家疗疾的常用药物，也是新安地区百姓养生、保健、长寿的重要食品。新安医籍中有很多关于黑豆的记载，新安医家除用于常见的主治范围外，在《冯塘医案》中还用于治疗咳血、在《集古良方》中用于治疗血崩、在《赤水玄珠》中用于治疗胎前痢疾等，其用甚多。

二十、樗根白皮

樗根白皮，为苦木科植物臭椿的干燥根皮或干皮。全国大部分地区有分布。春季采收。

【性味归经】味苦、涩，性寒。归大肠、胃、肝经。

【功效主治】有清热燥湿、收涩止带、止泻、止血等功效。常用于赤白带下，湿热泄痢，久泻久痢，便血，崩漏等。

【用量用法】煎服，6~9g；外用：煎水洗或熬膏涂。

【新安医家论述】

《本草蒙筌·卷四·木部》："味苦涩，气寒。有小毒。止女人月信过度，久痢带漏崩中。禁男子夜梦遗精滑泄，肠风痔漏。缩小水，驱蛔虫。"

《本草备要·木部》："涩肠、燥湿。苦燥湿，寒胜热，涩收敛。入血分而涩血，去肺胃之陈痰。治湿热为病，泄泻久痢，崩带肠风，梦遗便数，有断下之功。痢疾滞气未尽者，勿遽用，勉强固涩，必变化证。去疳，樗皮尤良。治疮肿，下药用樗皮水研，服汁取利，是其验矣。（昂按）樗皮止泻利，终是涩剂。（寇氏曰）一妇年四十余，鸠饮无度，多食鱼蟹，积毒在脏，日夜二三十泻，便与脓血杂下，大肠连肛门甚痛，用止血痢药不效；用肠风药益甚，肠风有血无脓也；服热药腹愈痛血愈下；服冷药注泻食减；服温平药，则若不知。年余待毙，或教服人参散，樗皮、人参各一两为末，空心温酒，或米饮下二钱遂愈。"

【新安医家临床应用举例】

1. 带下

治赤白淋，樗根白皮掘下土取根，槌皮洗净晒干为末一两。若露土者不用。世传谓之椿白皮非也，此樗木之下品。其叶皮爬之甚臭，俗称臭椿树是也。（《订补简易备验方·卷十三·带下》）

2. 脏毒下血症

王祖泉，大便里急后重，腹痛，日夜下紫黑稠粘三四十度。市中凡有名者，雷同痢治。自秋历冬，三越月不瘳。形色瘦瘁，匙箸厌举，即勉强，仅一盏而止，眼阖懒开，悉以为不治弃去。访予脉之，六部濡弱，观其所下之色甚晦，如芋苗汁之状。予曰：观此色，非痢，乃脏毒下血症。《医说》中人参樗皮散，正此对腔剂也。即制与之，其夜果减半，终剂全愈。方以人参、樗根白皮各二两，为末。每空心米饮调服二钱，忌肉汁、生菜、鱼腥。（《孙氏医案·二卷·三吴治验》）

3. 崩漏

治崩漏不止，血下无度。樗根白皮二钱，枯芩一钱五分，熟地一钱，当归头一钱五分，地榆一钱，川芎一钱，芍药八分，生地黄七分，伏龙肝一钱，南艾叶六分。用水二钟醋一匙煎至八分，空心服，三五服即止。（《集古良方·卷之十·妇人门》）

4. 痢疾

治痢清血，腹中刺痛。樗根白皮不拘多少，炒为末，米醋糊为丸，如梧桐子大，空心米饮下三四十丸。（《赤水玄珠·第八卷·痢门》）

5. 泻痢脱肛

治泻痢脱肛。臭椿根皮酒炒七次，为末，化阿胶为丸，梧子大。每服五丸，米汤下。（《同寿录·卷之二·泻痢》）

【评议】新安医家每取樗根白皮其清热燥湿、收涩止带、止泻、止血等作用治疗相关的病证，且多仅用一味樗根白皮，很少配伍他药，如《订补简易备验方》治带下、《赤水玄珠》治痢疾。此外《同寿录》用樗根白皮治脱肛，可谓独特。

思考题

1. 请列举出5味比较著名的新安地区道地药材，并分述各药的功用与适应证。

2. 吴楚打破"少不用参"及"诸肿无补"的说法，用人参治疗小儿水肿，学习后你有何感想？

3. 新安医家将大黄广泛地用于临床各科疾病，请分析所治病证与大黄的功用有何联系。

4. 新安医家对山茱萸的运用有何特点？

5. 木瓜除常用于脚气诸症外，新安医籍中还记载用于治疗哪些病证？

6. 新安医家对白术的功用以及对其与苍术的区别是如何论述的？

7. 通过学习你对白菊花的治疗保健作用有何认识？

8. 新安医家运用附子有何特色，请谈谈学习后的体会。

9. 桑叶外用可治疗哪些病证？

10. 黄芪与人参皆为补气佳品，如何区别使用？

11. 祁蛇常用于治疗哪些病证？为什么？

12. 绿萼梅有何特点，为何新安医家喜用之？

13. 简述百草霜、萝卜子、黑料豆、樗根白皮的功效和应用。

参考答案

参考文献

［1］王乐匋.新安医籍考［M］.合肥：安徽科学技术出版社，1999.

［2］李济仁.新安名医考［M］.合肥：安徽科学技术出版社，1990.

［3］程国彭.医学心悟［M］.天津：天津科学技术出版社，1999.

［4］吴崑.医方考［M］.北京：中国中医药出版社，1998.

［5］罗美.古今名医方论［M］.北京：学苑出版社，2013.

［6］吴谦.御纂医宗金鉴［M］.南京：江苏科学技术出版社，2005.

［7］汪昂.医方集解［M］.上海：上海科学技术出版社，1959.

［8］徐春甫.医学指南捷径六书［M］.北京：中国中医药出版社，2015.

［9］吴楚.吴氏医验录［M］.北京：中国中医药出版社，2011.

［10］方肇权.新安医籍丛刊·方氏脉症正宗［M］.合肥：安徽科学技术出版社，1990.

［11］许豫和.新安医籍丛刊·怡堂散记［M］.合肥：安徽科学技术出版社，1990.

［12］徐春甫.新安医籍丛刊·古今医统大全［M］.合肥：安徽科学技术出版社，1995.

［13］孙一奎.赤水玄珠［M］.北京：人民卫生出版社，1986.

［14］吴澄.不居集［M］.北京：中国中医药出版社，2002.

［15］余国珮.医理［M］.北京：中国古籍出版社，1987.

［16］郑梅涧.重楼玉钥［M］.北京：人民卫生出版社，1956.

［17］汪机.外科理例［M］.北京：中国中医药出版社，2010.

［18］陈嘉谟.本草蒙筌［M］.北京：中国中医药出版社，2013.

［19］汪昂.本草备要［M］.北京：人民卫生出版社，2005.

［20］程履新.山居本草［M］.北京：中国中医药出版社，2017.